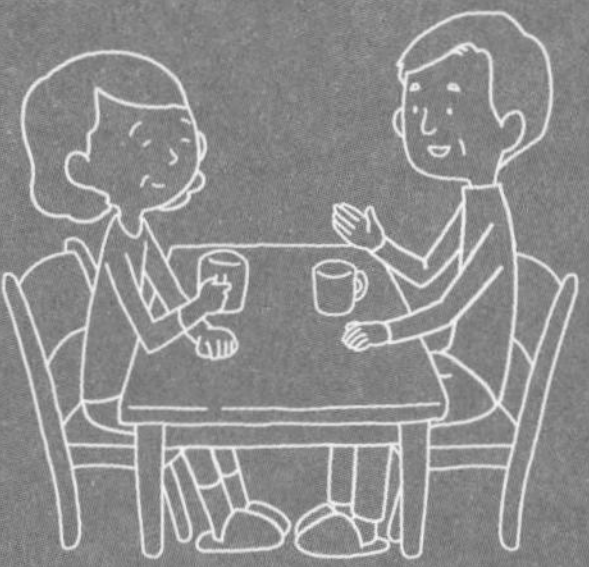
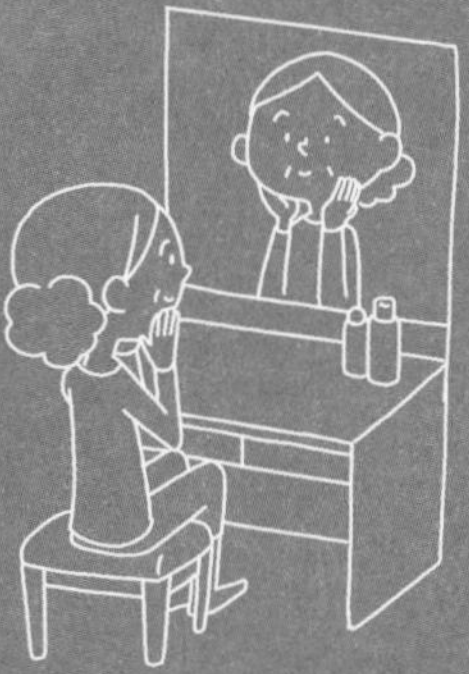

やさしくなりたいあなたへ贈る慈悲とマインドフルネス瞑想

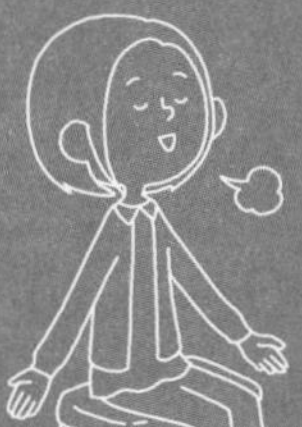
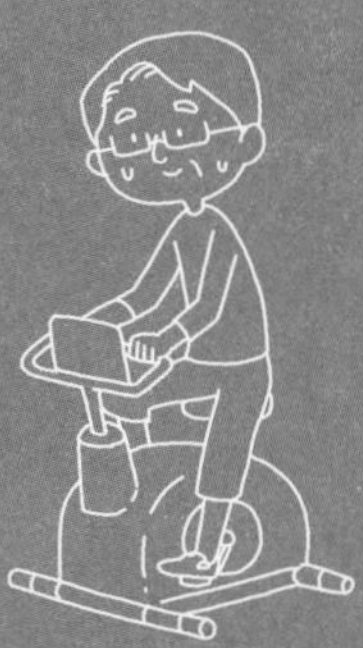
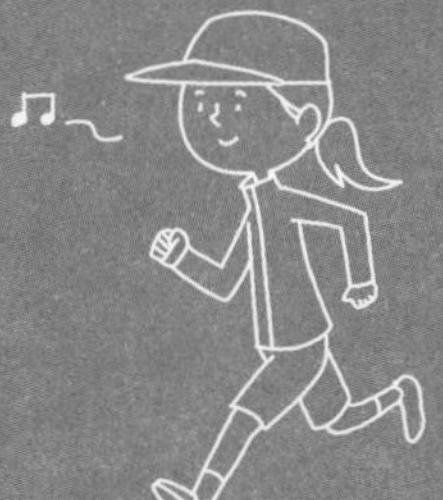

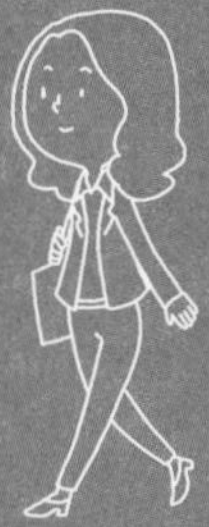
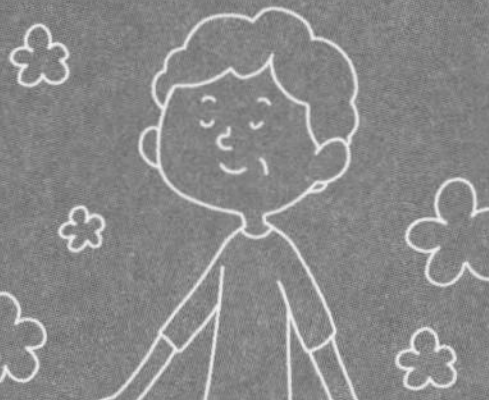
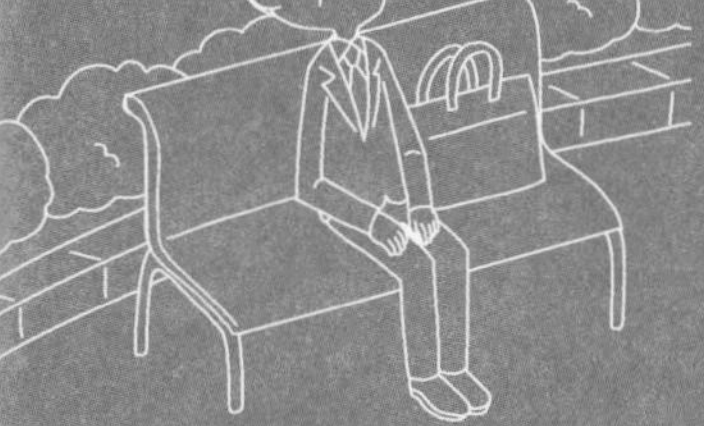

有光 興記
関西学院大学文学部
総合心理科学科教授

法研

——はじめに——

「やさしくなりたい」と思いませんか?

「人にやさしくすること」は、難しい

突然ですが、みなさんは、人にやさしくできていますか?

例えば、同僚のなかにどうしても気の合わない人がいて、仲良くできないという場合。その人と話すときや、その人といっしょに仕事をするときに、どんな態度をとっているでしょうか。ほかの人のときとは態度を変えたり、相手に嫌味を言ったりしてしまうことが、ありませんか?

どんな人にも対等に接しなければ、冷静に対応しなければと思っていても、ついイラッと

して攻撃的になってしまうことが、誰にでもあるのではないかと思います。

子どもがいるという人は、わが子と接するときのことを思い出してみてください。親というものは、子どもに対して感情的にならず、いつも穏やかに話しかけたいと思うものです。しかし、子どもというものは、親の思う通りにはなりません。

子どもにやさしくしたい、子どもにはやさしく接しなければいけないと思っていても、厳しくしてしまうことが、多いのではないでしょうか。

自分が思うほどやさしくできていないという人は多い

私は心理学者として、さまざまな人に「やさしさ」や「思いやり」について、質問してみたことがあります。すると、多くの人が「思いやりの気持ちは大切だ」「自分は思いやりの気持ちをもっている」という質問にイエスと回答しました。

ところが、その人たちに実際の生活について聞いてみると、なかなか思いやりをもてではいないという状況が見えてきました。人にやさしくしたいと思ってはいるものの、実際にはイライラして攻撃的になってしまうことや、困っている人を見て見ぬふりをしてしまうことがあるというのです。

基本的には、まわりの人に気をつかっていて、人にやさしくしようと思って精一杯努力をしている。でも、それが表面的なやさしさになってしまって、結果としては人を責めたり、そんな自分自身を責めたりしている。そういう人が何人もいました。

私はいま、そういう人が増えているように感じています。「人にやさしい人間でありたい」と思いながらも、実際には「なにかあると人を責めてしまう」「そして、そんな自分のことが嫌になる」という人が、多くなっているのではないでしょうか。

「自分にやさしくすること」も、難しい

もうひとつ、大切なことがあります。

みなさんは、自分自身にやさしくできているでしょうか?
自分自身を、大切にしていますか?

いまの世の中には、親に厳しくしつけられて育ってきた人や、学校・会社などでたびたび注意されて暮らしてきた人がたくさんいます。

そういう人は、自分に自信をもつことが難しく、また、まわりの人に信頼感をもつことも、なかなかできません。「自分はまた失敗するのではないか」「どうせ誰にも評価してもらえない」といった気持ちになってしまい、自分も他人も信じることができず、ものごとに対して投げやりな態度をとってしまいます。私はそんな状況に陥っている人を、よく見るようになりました。

本当は誰もが、自分のことを好きでいたいと思っているのではないでしょうか。自分は幸せになる、自分は幸せになれると思いたいというのが、すべての人に共通する願いだと思います。しかしいま、そう思えない人、そう願えない人が増えてしまっているように見えます。

「やさしくなる」ための科学的な方法がある

人にやさしくしたいと思っていても、そうなれない。攻撃的になってしまい、むしろ人から遠ざかってしまう。

自分を好きでいたいと思っているのに、自分のことを信じられない。自分が幸せになれるとは思えない。自分自身の目指したい姿に近づいていけない。

私は、そんな悩みを抱えている人たちに、その解消法をお伝えしたいと思い、この本を書いています。解消法というのは、この本のタイトルにもなっている「慈悲とマインドフルネス瞑想」のことです。

人は、慈悲とマインドフルネス瞑想を行うと、自分のよい部分に意識を向けられるようになり、自分自身の幸せを願えるようになっていきます。また、それと同じように家族や友人、知人など、さまざまな人の幸せを願えるようにもなります。

ここでは夢のような話に思えるかもしれませんが、ぜひこの本を最後まで読み進めてみてください。瞑想を通じて慈悲の気持ちを抱き、自分自身やまわりの人に対してやさしくなるということは、科学的な方法であり、けっして不可能なことではないということが、わかると思います。

やさしさは、「あなたのなか」にある

人は、自分の好きな人や好きなものには、もっと近づきたいと思うものです。好きな人には幸せになってほしいと、心から願うことができます。また、その人にはいつも、無条件の愛を感じることができます。

みなさんも、そういう人やものを思い浮かべてみてください。自分自身を好きになれないという人や、人になかなかやさしくできないという人でも、好きな人や好きなものを思い浮かべたときには、自然にやさしい気持ちがわき起こってくるでしょう。

人は誰しも、自分自身のなかにやさしさをもっているということです。自分自身の姿をよく見てみましょう。やさしさは、そこにあります。ただ、それに気づくのが難しいというだけなのです。

瞑想は、やさしくなるための練習になる

あなたは、あなたの好きな人、あなたの大切な人を思い浮かべたときには、あなたが本来もっているやさしさを感じることができます。

慈悲とマインドフルネス瞑想では、そのやさしい気持ちを自分自身や、とくに好きではない人にも向けていきます。瞑想という科学的な方法で、そのための練習を積み重ねていくのです。

私たちは普段、自分の好きな人と、自分自身を分けて考えています。好きな人は素晴らしい人で、自分自身はそうではないと考えてしまうのです。

しかし、人にはみな、幸せになる価値があります。あなたの好きな人に幸せになる価値があるのと同じように、それ以外の人にも、あなたにも、幸せになる価値があります。

慈悲とマインドフルネス瞑想では、そのことを繰り返し思い浮かべ、心のなかで、自分自身や多くの人たちの幸せを願うフレーズを唱えます。そうすることで、自分のなかに眠って

いたやさしさを自分自身にも、まわりの人たちにも、向けられるようになっていくのです。

自分自身のやさしさに気づき、幸せになれる

瞑想によって、あなたの性格や考え方が変わるわけではありません。しかし、これまではあまり意識していなかった自分のやさしさに一瞬一瞬気づけるようになり、日々の生活のなかで、自分のやさしい部分に目が向くようになります。それはとても小さなことですが、とても幸せなことです。

みなさんにはこの本を通じて、その小さな幸せを手に入れてほしいと思います。

２０２０年２月　有光　興記

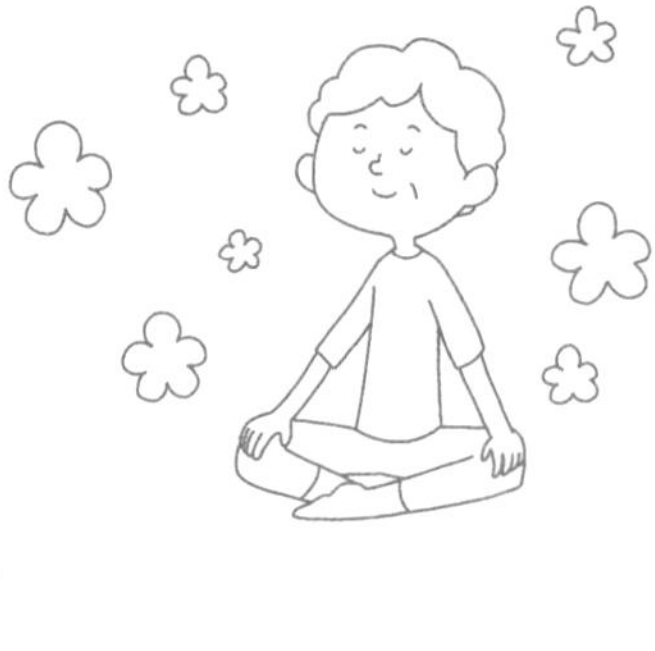

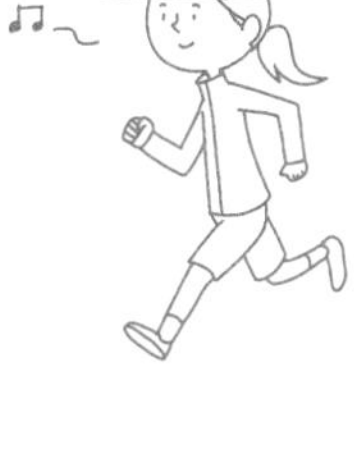

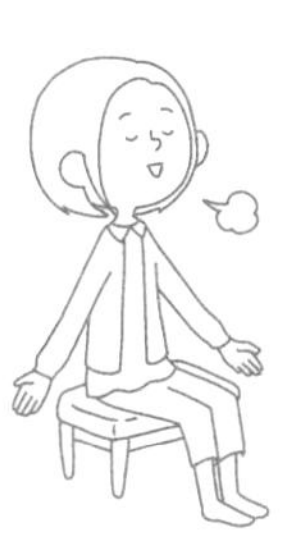

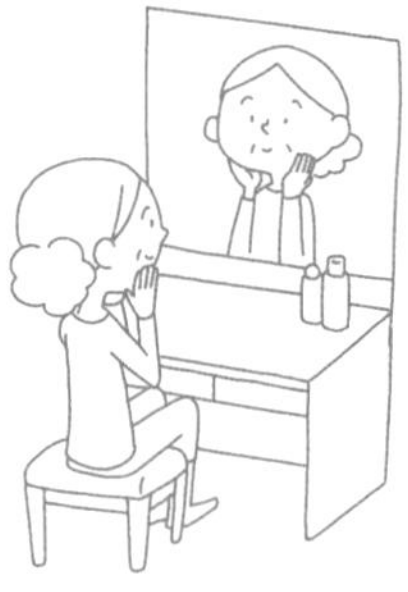

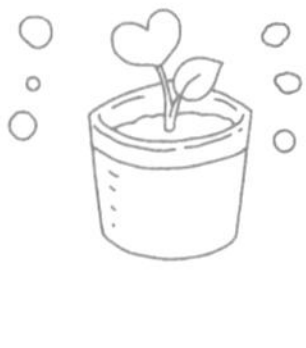

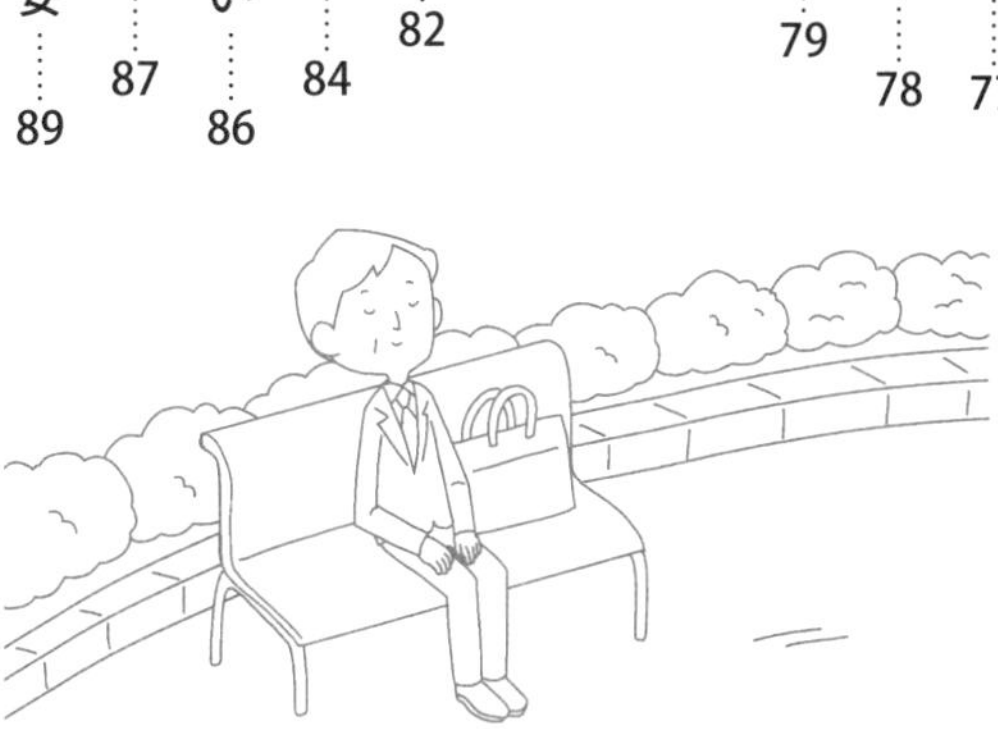

ステップ10まで終えたあとは

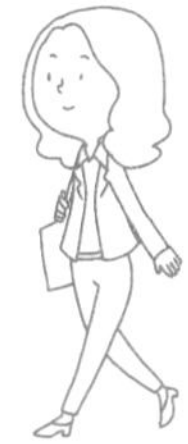

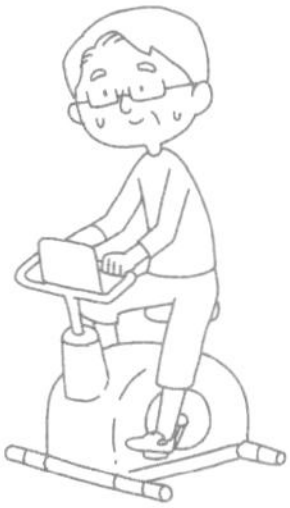

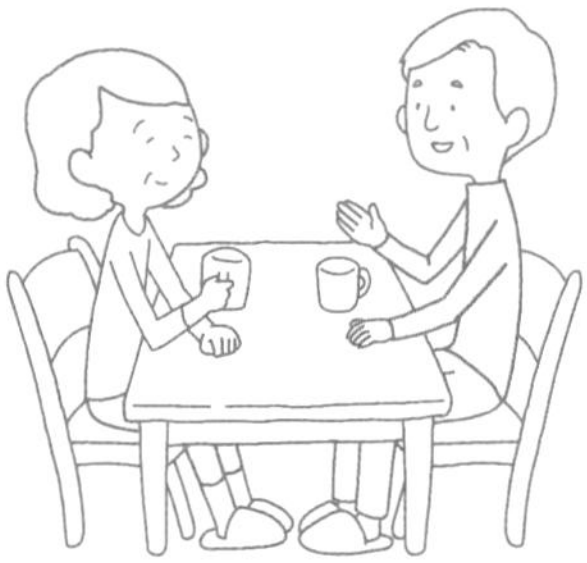

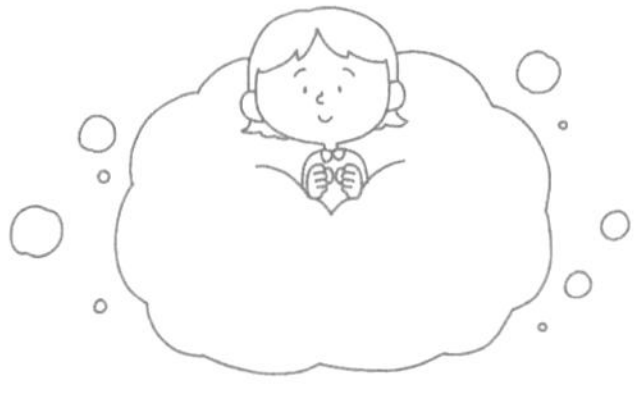

編集協力……石川 智
装丁・DTP・本文デザイン……INTER WAVE
イラスト……酒井 由香里（HOPBOX）

第1章

自分自身の
やさしさに気づける
慈悲とマインドフルネス瞑想

変化が激しく、余裕のない現代社会において、
人間関係の悩みの解消に役立つ
「マインドフルネス瞑想」が注目されるようになりましたが、
慈しみの気持ちを向ける「慈悲の瞑想」をあわせて行えば、
より高い効果を実感することができます。
ストレスの多い現代社会を
生きやすくしてくれる「慈悲とマインドフルネス瞑想」、
しっかりと身につけていただくために、
まずはその概要からご案内していきます。

生きにくい現代社会で注目されている「マインドフルネス瞑想」

最近、「マインドフルネス瞑想」が話題になることが増えています。瞑想が、日常生活のなかでストレス解消法として活用されたり、ビジネスの領域で思考力や集中力をアップさせる方法として利用されたりしています。その背景には、仕事でもプライベートでも、つねに迅速で適切なやりとりを求められ余裕がなくなってきていることが考えられます。

誰もがスピードを求められ、余裕を失っている

いま、私たちの社会では、インターネットなどの技術の発達によって、仕事の展開されるスピードが速くなってきています。そして仕事が加速した分、一人ひとりの判断や行動にも速さが求められるようになり、職場に余裕がなくなりつつあります。仕事をしている人であれば、「取引先からの連絡には早く返事をしなければ」「不必要な相談は控えて、自分で考えなければ」といった意識をもち、急いで仕事をしていることが多いのではないでしょうか。

これは、仕事にかぎった話ではありません。プライベートな友達付き合いでも、趣味の集まりでも、学校のPTA活動でも、同じような場面に出くわすことがあります。

♥一人ひとり孤立して生きるようになってきている

以前は、生活や仕事でなにかトラブルがあったとき、当事者同士で話し合い、問題をじっくり解決していくということも、よく見られました。

しかし最近ではそのような余裕がなくなり、問題が起きたらすぐに判断し、行動しなければいけないという場面が増えてきました。例えば企業が広告表現などをめぐって「炎上」してしまった場合には、最初の対応が重要だといわれています。そのとき、関係者でじっくり話し合っている余裕はありません。個人の友達付き合いでも、問題を放置しているとＳＮＳなどで悪評が広まってしまい、取り返しがつかなくなるということがあります。

私たちは判断の速くなった社会で、友達や同僚、顧客などとじっくりコミュニケーションをとる余裕を失い、一人ひとり孤立して生きるようになってきているのです。

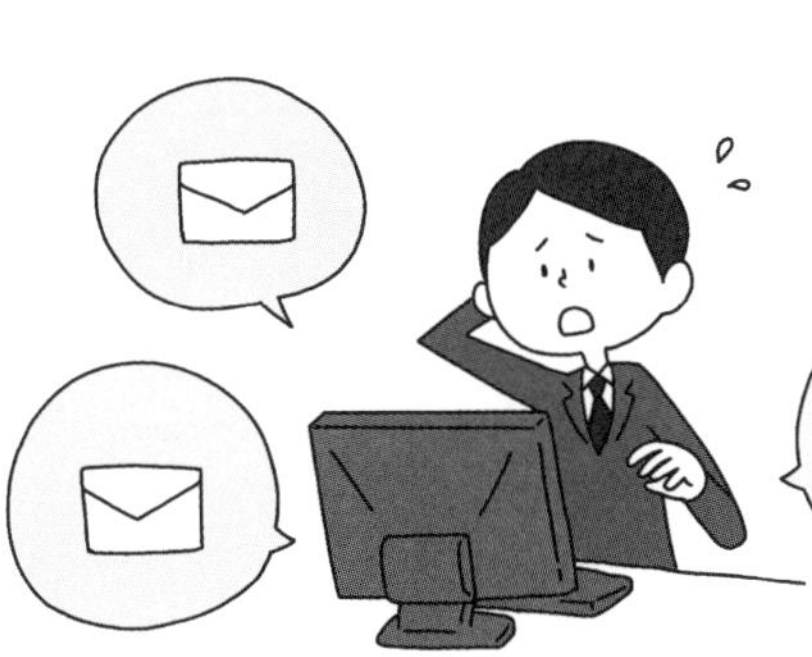

余裕を失い、孤立して生きていくのはつらい

現代社会では誰もが余裕を失い、孤立しやすくなっています。しかし、そんな環境だからこそ、人間関係を築き、人の支えのなかで日々を過ごしていくことが、大切になってきているのではないかと思います。

♥人間関係が希薄になると、悩みをひとりが抱え込みがちになる

コミュニケーションの機会が減り、人間関係が希薄になることについて、「わずらわしい付き合いも減る」「一人ひとりが個々にがんばればそれでいい」と感じる人もいるかもしれません。確かにそういう側面もあるでしょう。

しかし人は孤立していると、問題に直面したり失敗をしたりしたとき、その悩みをひとりで抱え込み、自分を責めてしまうことがあります。とくに日本の社会では、自分のことには自分で責任をとるべきだという「自己責任的」「自己批判的」な考え方も強く、否定的な感情にまみれてしまう人が少なくありません。

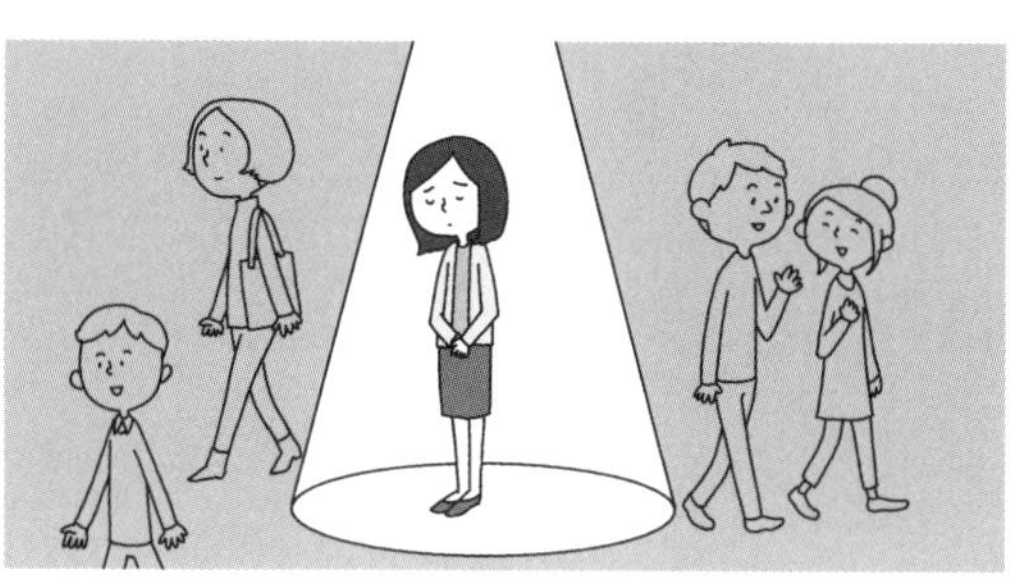

♥さまざまな出来事を乗り越えていくためには、まわりの人の存在が欠かせない

個人の努力も、失敗を反省することも大切ですが、ものごとにいつもひとりで対処していくのは大変です。ひとりでも、短期間ならがんばっていけるかもしれません。しかし努力や反省は、孤独のなかではそう長くは続かないでしょう。人がさまざまな出来事を乗り越えていくためには、相談にのってくれる人や励ましてくれる人など、まわりの人の存在が欠かせません。

つらいとわかっていても、孤立してしまう

「孤立しやすい社会になった」「人間関係が重要」ということを書いてきましたが、これは世間一般にも久しく言われていることです。みなさんも、このことはすでによくわかっていて、実感もしているのではないかと思います。

しかし、人間関係の問題というのは、久しく言われていて、多くの人が理解していながら、なかなか解決できないテーマでもあります。人はなぜ、人間関係が大事で、ひとりではつらいとわかっていても、孤立してしまうのでしょうか。

♥注意や叱責を受けることが多いと、孤立する傾向が強くなる

心理学の各種の研究では、注意や叱責を受けることが多いと、孤立してしまう傾向が強くなると言われています。

親や学校の先生、上司などに厳しく叱責されてきた人には、完璧主義になる傾向があります。「失敗すれば注意される」「ミスをしてはいけない」と考えて、つねに自分に対して厳しい見方をするようになるのです。

そういう人は、たとえ親や上司に「よくできている」とほめられても安心できず、「いや、まだまだ」などと考えて自分を責め、もっとがんばろうとします。困っていても、人を頼ることがなかなかできません。自分をいたわることができず、無理をして、孤立してしまうのです。

♥余裕が失われ、人が人を注意することが多くなっている

以前からそうした傾向はよく知られていましたが、社会から余裕が失われていくなかで、人が人を注意することが多くなり、相談や協力をしにくい環境が生まれて、人のつながりが弱くなってきているのではないかと思います。それによって、いま、人間関係の重要性がますます強くなってきているのではないでしょうか。

社会が変化するなかで「マインドフルネス瞑想」が注目されている

社会から余裕がなくなり、孤立する人が増えてきたなかで、人間関係の悩みを解消するためのひとつの手立てとして、「マインドフルネス瞑想」が注目されています。

♥「いまこの瞬間」の感覚に気づく

マインドフルネス瞑想は、仏教伝来の瞑想が、医療やビジネスなどの領域に広がり、さまざまな形に発展して、多くの人が実践するようになりました。仏教の瞑想に近いものもあれば、特定の病気の治療法としてプログラム化されたものもあります。

世間に広まった「マインドフルネス」には、多種多様な形式があります。ただし、基本的な考え方は共通しています。「マインドフルネス」というのは、心（マインド）がフルに開かれていて、いまこの瞬間の感覚をありのままに（判断せずに）気づける状態のことをいいます。そしてマインドフルネス瞑想は、そのような状態になるための瞑想のことです。

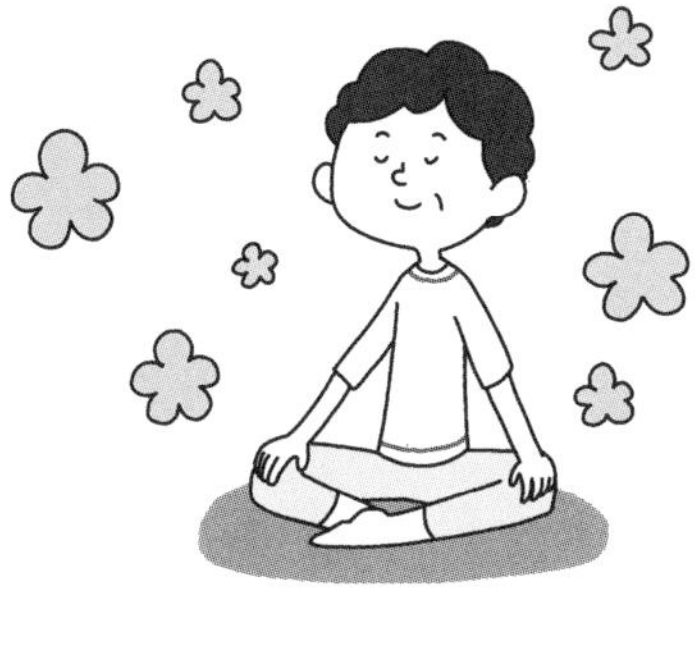

マインドフルネス瞑想をすると、孤立しにくくなる

悩みというのは大抵、過去や未来を思うことから生じるもの。例えば人間関係の悩みも、多くの場合、過去の会話や今後の付き合いなどを案じるうちに深まっていくものです。私たちはマインドフルネス瞑想をして、いまこの瞬間に意識を向けることで、過去や未来、後悔、不安、怒り、悩みなどにとらわれなくなり、いまを生きられるようになっていきます。そして、いま現在の幸せをより感じる余裕が生まれてきます。

♥マインドフルネスを何度も体験すると、よけいな思いにとらわれにくくなっていく

瞑想をしたからといって、つねにマインドフルな状態になり、一切の悩みがなくなるというわけではありません。最初はマインドフルな状態になるのは一瞬です。しかし、瞑想を通じてマインドフルな状態が続くようになると、瞑想をしていないときでも、いまに意識が向くようになり、よけいな思いにとらわれにくくなっていきます。

過去や未来を気にすることが減ると、いま目の前にいる人と、気持ちよく付き合えるようになっていきます。「また叱られるかも」「失敗したらどうしよう」といった不安がやわらいで、いま現在の課題に集中しやすくなり、人にも気軽に相談できるようになっていくのです。

結果として、マインドフルネス瞑想をすることで、人は孤立しにくくなるといえます。

「瞑想」といっても、難しいものばかりではない

最近では、ストレス解消法や悩みの解決法の一環として、マインドフルネス瞑想が紹介されることも増えてきました。テレビやインターネットなどで、マインドフルネス瞑想の情報を見たことがあるという人もいるでしょう。

しかし「瞑想」といわれると、「じっと座って、悟りを開くための修行をする」というようなイメージを思い浮かべ、「それは難しそう」「自分にはできそうにない」と感じるという人も多いのではないでしょうか。

♥瞑想の形式はさまざまに発展しており、簡単に取り組めるものもある

確かに、瞑想のなかには、初心者にはなかなか取り組めないものもあります。例えば、仏教の伝統的な考え方にのっとって、瞑想をもっとも「濃い」形で実践しようとすると、出家して、欲求や欲望を一切断つということになります。その場合、結婚をしない、お酒を飲まないといった戒律を守る必要も出てくるでしょう。それは、初心者には難しそうです。

しかし、瞑想はさまざまな形で発展していて、もっと「薄い」形のものも登場しています。瞑想の形式はグラデーション状に、濃いものから薄いものまで多様に広がっていて、けっして難しいものばかりではないのです。

♥目的によって、さまざまな瞑想が行われている

例えば、患者さん向けのプログラムの場合、グループで週2時間半から3時間半、家庭で1日1時間程度の瞑想を8週間続けるという形式のものがあります。これは研究によって、症状をやわらげるためには、そのくらいの時間が必要だということがわかり、形式化されたものです。

一般向けのプログラムには、所要時間がもっと短いものもあります。この本でこれから紹介していくプログラムも、一般向けで、1日7分程度で実践できるものです。ぜひ本を最後まで読んで、試してみてください。また、この本でも少し紹介していますが、もっとも「薄い」形式として、1日3分程度でできる瞑想もあります。3分でも、気持ちを少し整える程度には効果があり、それも一種の瞑想といえます。

マインドフルネス瞑想は手軽なものから本格的なものまでさまざまな形式がある

薄

- 1日3分程度の瞑想(一般向け)
- この本の「慈悲とマインドフルネス瞑想」(一般向け)
- ビジネス領域などの各種の瞑想法(一般向け)
- 仏教の瞑想法(一般向け)
- マインドフルネスストレス低減法などのプログラム(患者さん向け)
- 仏教の瞑想法(仏教徒向け)
- 出家(仏教徒向け)

濃

※上記の表は目安です

おすすめの瞑想は「慈悲とマインドフルネス瞑想」

マインドフルネス瞑想にはさまざまなやり方があり、私も各種の手法を実践してきましたが、この本ではそのなかでも、いまみなさんにもっともおすすめしたい「慈悲とマインドフルネス瞑想」を紹介していきます。

なぜこの方法をおすすめしたいのかというと、冒頭の文章にも書いた通り、慈悲とマインドフルネス瞑想をすることで、人は誰でも、自分や他人に対してやさしくなれるからです。

♥やさしさや思いやりが主なテーマの「慈悲とマインドフルネス瞑想」

現代社会では余裕が失われていて、誰もがちょっとしたことで自分を責めたり、他人を責めたりしてしまいがちです。それがよくないことだとわかっていても、つい否定的になってしまう瞬間があります。そうして自分にも他人にもやさしくできず、人間関係をうまく築けなくなって、苦しんでいる人が大勢います。

そんな現代社会には、数ある瞑想のなかでも、やさしさや思いやりを主なテーマとしている慈悲とマインドフルネス瞑想がぴったりです。この瞑想によって、みなさんに、自分自身が本来もっているやさしさを発見してもらいたいと思います。

「慈悲とマインドフルネス瞑想」とは?

それでは、「慈悲とマインドフルネス瞑想」を具体的にご紹介していきたいと思います。「慈悲とマインドフルネス瞑想」とは、「慈悲の瞑想」と「マインドフルネス瞑想」という2つの手法を組み合わせて行っていく瞑想です。順番に説明していきましょう。

「慈悲の瞑想」は、人に慈しみを向ける瞑想

「慈悲の瞑想」は、自分自身やさまざまな人に慈悲の気持ちを向ける瞑想です。「慈悲」というのは、もともとは仏教の用語で、「慈」は慈しみのこと。ある人の幸せを無条件に願い、その人を思うことです。そして「悲」は哀れみを意味します。人の悩みや苦しみに気づいて、また、それを取り除きたいと願うことを意味しています。人の幸せを願うこと、その人の悩みや苦しみを取り除きたいと思うこと、その2つがセットになって、慈悲ということになります。

慈悲の瞑想では、この2つの気持ちを自分自身や恩人、親しい人、苦手な人など、さまざまな人たちに向けていきます。

♥普段、慈悲の気持ちを向けることはあまりない

私たちは普段、慈悲の気持ちを自分にも、他人にもあまり向けていません。

自分が思い通りに行動できたときには、「自分は幸せだ」「幸せになれる」と感じるでしょう。

しかし、そういう瞬間は多くはありません。どちらかといえば、ものごとがうまくいかず、「自分はこのままで幸せになれるのだろうか」と不安になるときのほうが多いのではないでしょうか。

また、家族や親友など、親しい人たちの幸せを願うことはあっても、知人や近所の人、同僚など、縁遠い人の幸せについて考えることはほとんどありません。

【慈悲とマインドフルネス瞑想】

2つの瞑想を組み合わせた瞑想

【慈悲の瞑想】	【マインドフルネス瞑想】
人に慈しみを向ける瞑想	いまこの瞬間の感覚に気づく瞑想

♥慈悲の気持ちをもつときは、限定されている

私たちの慈悲の気持ちは、通常はかなり限定的なものなのです。

「うまくいっている自分」や「親しい人」に対しては慈しみをもち、やさしい気持ちになることができます。

しかしそれ以外の場合には、なかなかやさしくなることができません。

♥自分自身がもっているやさしさを解放していく

そこで慈悲の瞑想では、慈悲の気持ちをもっと解放的にしていきます。

瞑想を通じて、どんな自分にも、どんな人にも慈悲の気持ちを向けるようにして、自分自身が本来もっているやさしさを解き放っていくのです。

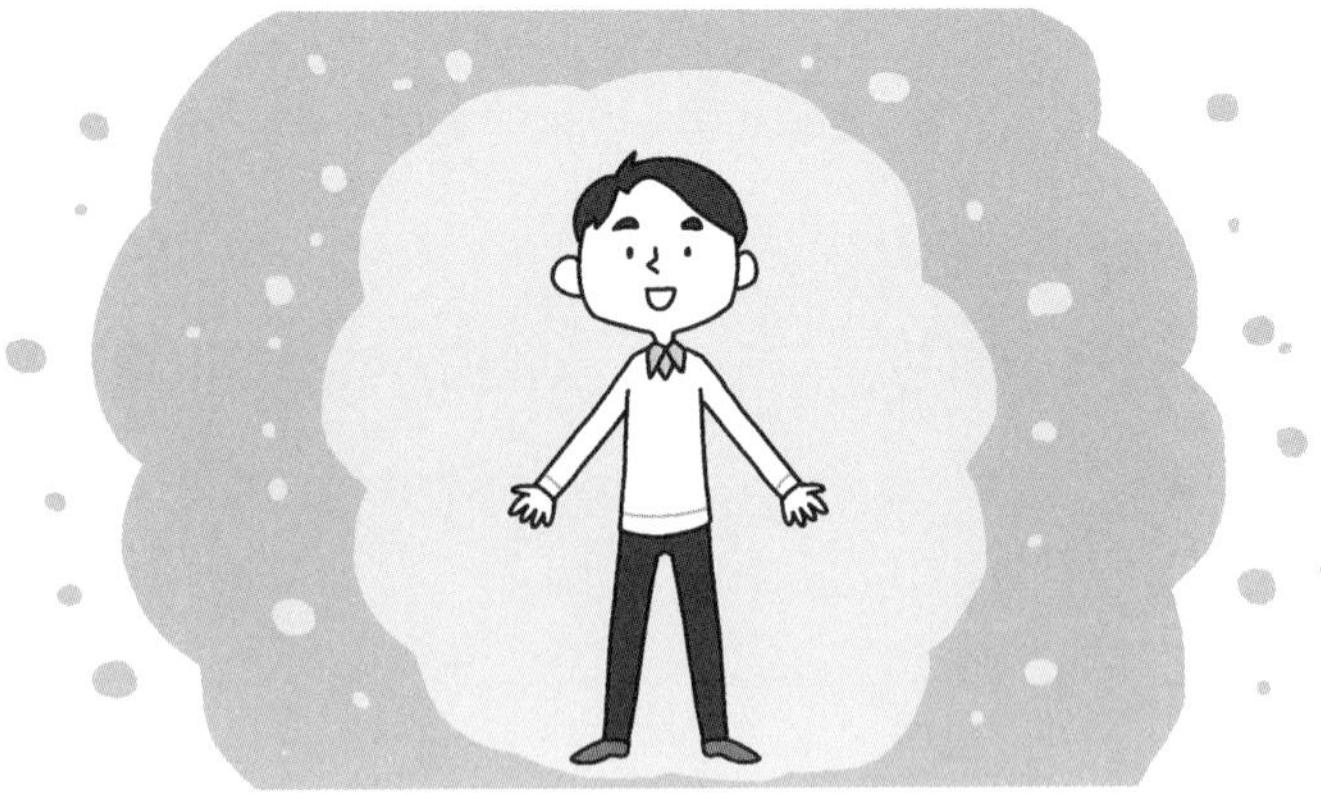

「慈悲」と「マインドフルネス」を組み合わせるわけ

もうひとつの「マインドフルネス瞑想」はすでに解説した通り、いまこの瞬間の感覚に気づくという瞑想です。この瞑想をすると、いまに集中でき、さまざまな思いにとらわれにくくなるわけですが、このプロセスが、慈悲の瞑想をするときにも重要なものになります。

♥慈しみに集中するためにはマインドフルな状態になることが重要

なぜ重要かというと、慈悲の瞑想では、自然に思い浮かんでくる自分のさまざまな感情や思考を受け入れながら、それらにとらわれず、慈しみの気持ちをもつようにしていきます。

そこで慈しみに集中するためには、マインドフルな状態になって、よけいな思いに振り回されないでいることが重要なのです。

そのため、慈悲の瞑想に取り組むときには、事前にマインドフルネス瞑想を行うようにします。

最初にマインドフルネス瞑想を行って、マインドフルな状態になってから慈悲の瞑想を行うと、慈悲に集中しやすくなって、より効果的に瞑想に取り組めるということになります。

「慈悲とマインドフルネス瞑想」は生活のなかですぐに実践できる

多くの指導者・研究者が「慈悲」に興味をもち、研究や実践を重ねてきています。この本では、それらの研究を参照しながら私がプログラムをつくり、実践してきたことを「慈悲とマインドフルネス瞑想」として紹介していきます。日本で暮らす人がいま、日常生活のなかですぐに実践できる形の瞑想です。

♥多くの研究者が2つの瞑想を組み合わせている

この本では、私がこれまで実践してきた形で「慈悲とマインドフルネス瞑想」を紹介していきます。

私は、人間関係の悩みを抱えている人たちを対象に、その悩みを解消するためのひとつの方法として、慈悲とマインドフルネス瞑想の全12週間のプログラムをお伝えし、その人たちの実践をサポートしてきました。

このプログラムは、仏教の伝統的な瞑想やマインドフルネス瞑想の主要な研究、アメリカの瞑想指導者シャロン・サルツバーグの指導内容、アメリカのワシントン大学のデビッド・カーニーのPTSD治療プログラムなどを参考にして、私が日本向けに組み立てたものです。

アメリカ・ノースカロライナ大学の心理学者バーバラ・フレドリクソンの慈悲の瞑想プログ

ラムや、アメリカ・テキサス大学の教育心理学者クリスティーン・ネフのプログラムなども参考にしています。

♥指導者によって、考え方はさまざま

「慈悲の瞑想」と「マインドフルネス瞑想」の組み合わせ方には、さまざまな形式があります。瞑想の指導者のなかには、名称としては「マインドフルネス瞑想」といいながら、慈悲とマインドフルネス、２つの瞑想を実践する人もいます。慈悲の部分を少なめに実践する人もいれば、慈悲を重要視して、多めに実践する人もいます。指導者によって、考え方はさまざまなのです。

慈悲とマインドフルネス瞑想を取り入れた心理学的介入のプログラム例

- **デビッド・カーニーら「PTSDへの慈悲の瞑想」※**
  【特徴】12週間の慈悲とマインドフルネス瞑想
- **ステファン・ホフマンら「持続性うつ病への肯定的感情トレーニング」※**
  【特徴】12週間の慈悲とマインドフルネス瞑想
- **クリスティーン・ネフら「マインドフル・セルフ・コンパッション・プログラム」**
  【特徴】8週間のセルフ・コンパッション向上プログラム
- **ポール・ギルバートら「コンパッション・フォーカスト・セラピー」**
  【特徴】コンパッションによる精神症状の治療方法
- **トゥプテン・ジンパ「コンパッション涵養プログラム」**
  【特徴】8－9週間のコンパッションを高めるためのプログラム
- **有光興記「セルフ・コンパッション促進プログラム」**
  【特徴】7週間のセルフ・コンパッション向上プログラム

※ほぼ共通のプログラムで、本書のプログラムの主な参照元

1日7分からスタートできて、気軽に始められる

慈悲とマインドフルネス瞑想のくわしいやり方は、第3章で解説しています。ここではやり方の前に、「慈悲とマインドフルネス瞑想は特別な知識や道具がなくても、誰にでも実践できる、身近なもの」ということをお伝えしたいと思います。

♥知識も道具も必要なく、いつでもどこでも気軽にできる瞑想

私の紹介する瞑想は、1日7分程度からスタートすることができます。実践するにあたって、仏教や医療などの専門的な知識はとくに必要ありません。この本を読めば十分に取り組めます。

また、道具や場所を用意する必要もありません。普段着のままで、自宅で実践することができます。自宅には家族がいて落ち着けないという人は、外出先で実践してもよいでしょう。この本で紹介する瞑想はいつでもどこでもできるものです。ぜひ気軽に試してみてください。

♥一般向けの瞑想では、7分程度がちょうどいい長さ

「7分」という数字について、「どうして7分なのか?」と感じる人もいるかもしれません。一般向けの瞑想では「1分」「3分」といった短時間のものも紹介されているので、7分で

は長いと感じる人もいるでしょう。

私が7分程度と設定しているのは、それくらいの時間をとって瞑想に取り組むと、ある程度の気づきを得られることが多いからです。1分や3分で、いまこの瞬間の感覚に気づきを向けようとすると、時間が短すぎて落ち着けず、かえって難しくなることもあります。一般の人にとって、短すぎず、長すぎもしない時間が「7分」なのです。

私は多くの人たちの実践をサポートするなかで、ほとんどの人が、7分くらいかけて瞑想に取り組むと、苦痛はあまり感じずに身体のさまざまな変化になにかしら気づくということを、目にしてきました。そして、そういう体験が、その人たちにとって瞑想の入り口になり、次の瞑想に取り組む意欲になるということを、見てきました。

そこでこの本では最初は気軽に「1日7分程度」の実践をおすすめしているというわけです。

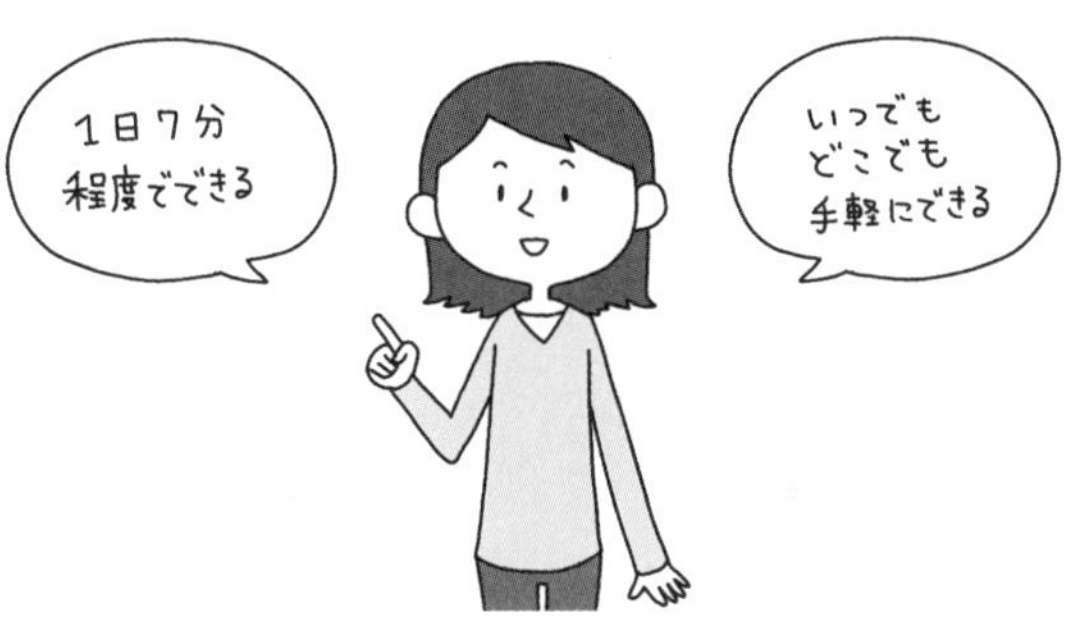
1日7分
程度でできる
いつでも
どこでも
手軽にできる

一般的な「マインドフルネス瞑想」との違いは？

この本を手にとる人のなかには、過去に一般的なマインドフルネス瞑想を実践したことがあるという人もいるでしょう。そういう人は、マインドフルネス瞑想だけでもストレス解消には十分だと感じていて、慈悲の瞑想を追加する必要性はあまり感じないかもしれません。

確かに、マインドフルネス瞑想だけでも、日々の悩みや苦しみ、ストレスをやわらげることはできます。マインドフルネス瞑想によって、よけいな考えに振り回されることがなくなり、思考がクリアになったと感じることもあるでしょう。しかし、そこに慈悲の瞑想を組み合わせると、いつでも瞑想に取り組みやすくなるという効果を得られます。具体的に説明していきましょう。

気分が落ち込んでいるときにも実践しやすい

マインドフルネス瞑想を単独で実践した場合と、マインドフルネス瞑想に慈悲の瞑想を組み合わせた場合では、どう違うのか。いくつかの研究によって、わかってきていることがあります。それは、自分が平静な状態ではどちらも同じような効果が出るのに対して、気分が落ち込んでいるときには、慈悲の瞑想を組み合わせたほうが効果が出やすくなるということです。

♥批判的な思考があると集中しにくい

　失敗して落ち込んでいるときや、問題が起きて気分がよくないときには、どうしても、そのことで頭がいっぱいになるものです。そういうときには、感情や考えに振り回されず、感覚に意識を集中しようとしても、なかなか難しいでしょう。

　マインドフルネス瞑想では「どんな考えが思い浮かんでもそれを受け入れ、また瞑想に集中する」ということに取り組みますが、批判的な思考に頭を支配されているときには、集中しようとしても集中できないものです。

　その場合には、ただマインドフルネス瞑想を続けようとするのではなく、慈悲の瞑想を組み合わせて、自分への癒しの言葉を唱えたほうが、気持ちが落ち着きやすく、瞑想に取り組みやすいといわれています。

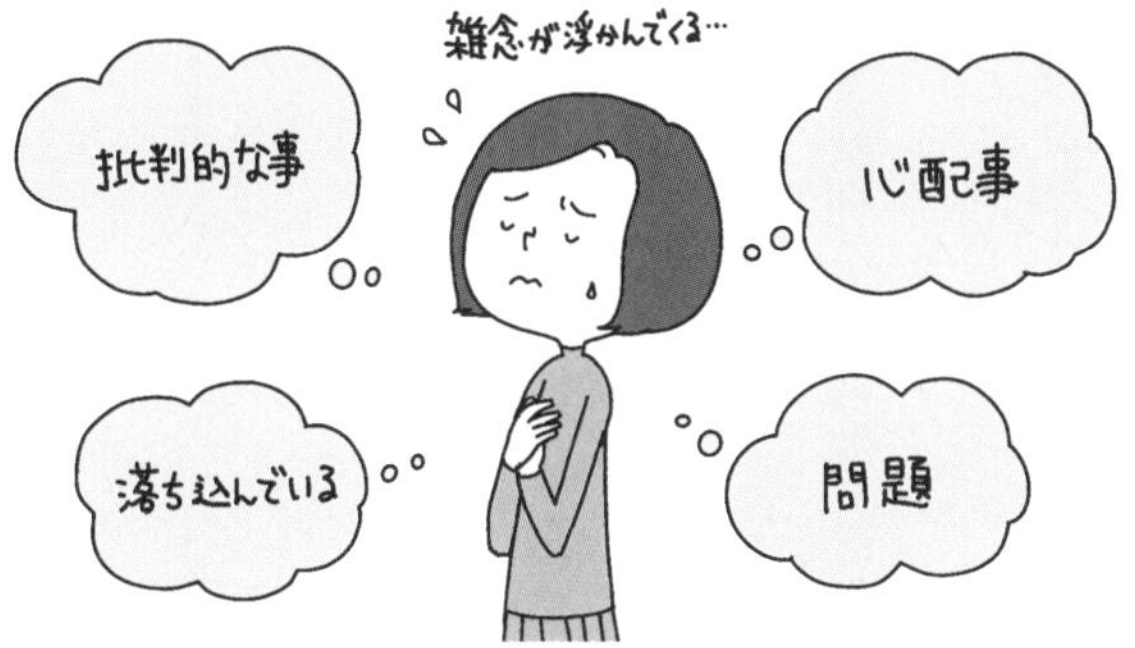

瞑想をすることで、自分をいたわることができる

瞑想をする人は、日頃思い悩むことが多く、イライラしたり、不安になったりする生活から解放されたくて、瞑想に取り組むことが多いと思います。

しかし、そうして自分が困っているときに「瞑想です」「どんな考えも受け入れましょう」と言われても、なかなかそういう気持ちにはなれないでしょう。そもそも、合理的に考えることができて、負の感情を受け流すことができるのなら、瞑想をしようと思わないかもしれません。そうすることができなくて苦しんでいるのに「受け入れて」と言われたら、困ってしまうのが当然です。

♥慈しみの気持ちをもちながら瞑想すると、瞑想の矛盾した側面を解消しやすい

瞑想には、そのような矛盾した側面があります。一般的なマインドフルネス瞑想の場合、実践するときに、いま説明したような「落ち着きたいのに落ち着けない」という難しさを感じる人も多いのではないでしょうか。

それに対して、慈悲とマインドフルネス瞑想は、困ったとき、自分に対して否定的な気持ちになってしまっているときにも、自分をいたわり、自分にやさしい気持ちをもてるような実践になっています。

慈悲の瞑想をするときには「親しい友人が言ってくれたこと、してくれたこと」などを思

い浮かべたり、そういうやさしさを感じながら、自分自身にも慈しみの気持ちを向けていったりします。そのようなプロセスをたどることで、気分が落ち込んでいるときにも、自分に対してやさしい気持ちを抱けるようになるのです。

医療やビジネスにおける瞑想でも、「慈悲」が活用されている

じつは、一般的に「マインドフルネス瞑想」として知られているものでも、その内容に慈悲の瞑想を含んでいるものが、よくあります。

♥「マインドフルネスストレス低減法」にも慈悲の瞑想が含まれている

例えば、「マインドフルネスストレス低減法」は、医療にマインドフルネス瞑想をとり入れたプログラムとして有名です。これはアメリカ・マサチューセッツ大学のジョン・カバット・ジンが開発したもので、8週間のプログラムで構成されていますが、その一部は、慈悲の瞑想を行うという内容になっています。このプログラムは慢性疼痛を対象としたものということもあって、身体の感覚への気づきが重視されていて、マインドフルネス瞑想が中心になっていますが、そのなかにもじつは慈悲の瞑想が含まれているのです。

♥グーグルが開発した「サーチ・インサイド・ユアセルフ」にも慈悲の瞑想の要素がある

ほかにも、一般企業がビジネス向けにつくったプログラムで、マインドフルネス瞑想と合わせて慈悲の瞑想を行うというものもあります。ビジネス向けではグーグルが開発した「サーチ・インサイド・ユアセルフ」というプログラムが有名ですが、そのプログラムにも慈悲の瞑想の要素があり、瞑想のなかに「相手の立場を考える」というプロセスが含まれています。

♥仏教の伝統的瞑想に、もともと慈悲の要素が含まれている

どうして医療やビジネスのプログラムに慈悲の瞑想がとり入れられているのかというと、仏教の伝統的な瞑想に、もともと慈悲の要素が含まれているからです。医療やビジネスに瞑想をとり入れた人たちは、仏教伝来の瞑想を研究し、そこから自分たちに活用できそうなものを探しました。その過程で、慈悲の瞑想の重要性に気づき、それを部分的にプログラム化したのではないかと考えられます。

心理学でも「慈悲」が注目されるようになった

近年は心理学の領域でも、慈悲が注目されています。

心理学には「ポジティブ心理学」という分野があります。人間や組織、社会などが繁栄するためにはどのような要素が必要なのかを考え、その要素として人の幸せや強みなどを研究しているという分野です。１９９０年代にアメリカ・ペンシルバニア大学の心理学者マーティン・セリグマンが提唱したといわれています。

♥幸福感を高めるためには、感謝や慈しみの気持ちも必要という視点が生まれてきた

このポジティブ心理学では、最初は主に楽観性が研究されていました。しかし、楽観的になって喜びを感じるのは一瞬で、それだけで人が幸せになるわけではないともいわれるようになり、自尊感情や自信、強みなどにも研究が広がっていきました。そしてその後、自信や強みで生活や仕事をコントロールしようとするだけでは、幸せの研究としては不十分だという見方が出てきて、近年は感謝や慈しみが研究されるようになっています。

幸福感を高めるためには、喜びや自信、強みを感じるだけでは不十分で、感謝や慈しみの気持ちをもつことも必要ではないかという視点が出てきているわけです。

この視点は、先ほど私の説明した「マインドフルネス瞑想だけではなく、慈悲の瞑想も組

み合わせることが大事」という視点と、どこか共通しているように感じます。

♥さまざまな分野で効果をあげている「慈悲の瞑想」と「マインドフルネス瞑想」

仏教や医学、心理学、ビジネスなど、さまざまな分野で慈悲の瞑想とマインドフルネス瞑想を組み合わせた実践が行われ、それぞれに効果をあげています。いまこの時代に、慈悲とマインドフルネス瞑想が必要とされ、実際に役立っているということがいえるのではないでしょうか。みなさんにもぜひ、この瞑想に取り組み、いまの社会では見つけにくくなった「やさしさ」に目を向けてほしいと思います

column

慈悲とマインドフルネス瞑想のエビデンス

慈悲の瞑想やマインドフルネス瞑想の効果について、いくつかの分野から統計などがエビデンスとして報告されるようになっています。

脳科学の分野では、慈悲の瞑想を行っている人は、行っていない人に比べて共感や愛情が働きやすくなるという結果が報告されています。瞑想をしていると、実感としてもあたたかさを感じることがありますが、それが科学的にもわかってきているのです。

マインドフルネス瞑想については、身体のどこか一点に意識を集中する形式の瞑想をしているときには、ほかの瞑想をするときに比べて、気持ちが落ち着きやすいという研究結果が出ています。脳には、身体がなにもしていないときに活動する部分がありますが、マインドフルネス瞑想で意識を一点に集中すると、そこが沈静化して、気持ちが落ち着くといわれているのです。

また、特殊な研究としては、前述のノースカロライナ大学のフレドリクソン博士は、慈悲の瞑想を6週間実践する群とマインドフルネス瞑想を6週間実践する群で、染色体のテロメアの長さを比較したところ、慈悲の瞑想を実践した群でテロメアの長さが減少しないことをつきとめました。テロメアは長寿に関わる部分なので、この研究結果から見ると、慈悲の瞑想を続けている人は長生きしやすいということがいえそうです。

私の実践的研究でも、自己批判が強く悩みを抱えている人たちに慈悲とマインドフルネス瞑想を一定期間行ってもらうと、抑うつ症状や不安が軽減したという結果が出ています。

瞑想を実践していると、効果を実感できることがよくあります。おそらく今後も、瞑想に関してこういった報告が増えていくのではないかと考えられます。

7週間のセルフ・コンパッション向上プログラムを受けた介入群だけで、抑うつ症状が低下し、3ヶ月後も効果が持続（有光、2016）

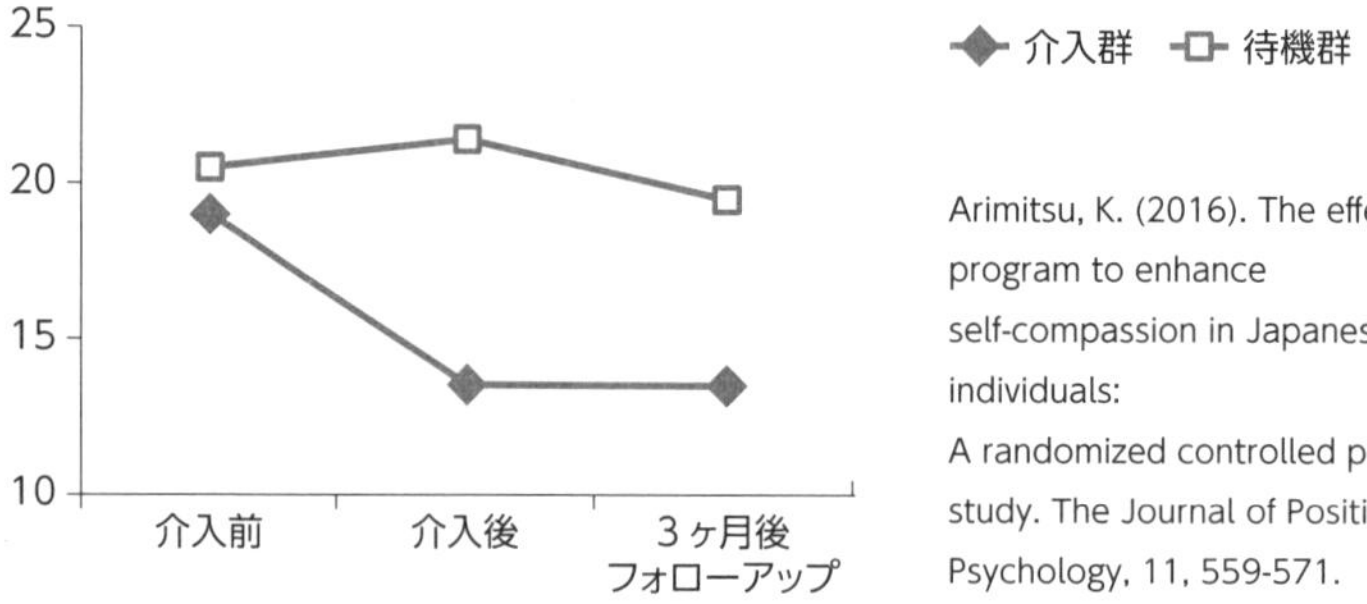

Arimitsu, K. (2016). The effects of a program to enhance self-compassion in Japanese individuals: A randomized controlled pilot study. The Journal of Positive Psychology, 11, 559-571.

第2章

事例から実感する
慈悲とマインドフルネス瞑想

ここまで「慈悲とマインドフルネス瞑想をすることで、
自分自身にもまわりの人にもやさしくなれる」
ということをお伝えしてきました。
しかし、瞑想をしたことがない人には、
「やさしくなれる」ということの具体的なイメージが
つかめないかもしれません。
そこでこの第2章では、
人が瞑想を通じてどのように変わっていくのか、
いくつかの事例もとりあげながら、
具体的に説明していきたいと思います。

事例 1

強迫観念のように老いと戦ってしまう日々（70代／男性）

ここから事例を紹介していきますが、最初の事例として、健康を気にしすぎて、年齢と戦うような状態になってしまい、そればかりに意識をとらわれてしまった人を紹介します。

悩み

ジムに通い、定期的に検査を受け、健康維持に努めているものの…

ジムに毎日通ってトレーニングを行い、病院にも定期的に行って検査を受け、どんなことにも軽症のうちに対処し、健康維持に力を尽くしているという男性がいました。

この人の場合、努力することで、ある程度は健康を維持できていたのですが、それで幸せだったのかというと、そうでもありませんでした。健康なときは気分がよくても、ちょっと病気になると、途端に恐怖や不安にかられてしまうのです。そしてあるとき、病院で病気の兆候を告げられ、医師が誤診していると思って暴言を吐いてしまいました。

高齢になれば病気にかかりやすくなるものですが、この人は、それを受け入れられませんでした。歯を食いしばってジムに通い、病気の予防対策も必死でやっていた。それでも病気にかかってしまった。その事実を受け入れられず、怒りを爆発させてしまったのです。

瞑想の効果

「健康でいたい」という希望や、「身体が衰えていく」という不安など、さまざまな感情を受け入れられるようになっていきました。

この男性の場合、老いへの不安や恐怖から目を背けるために健康維持に努めていましたが、瞑想によって、ありのままの自分を受け入れることで、「いつまでも若々しく、健康でいなければ」と考えて、自分を追い込むようなことは、なくなっていきました。そして自分の身体をやさしくケアできるようになり、適度にトレーニングをして健康維持に努めながら、病気になったら治療をするという、当たり前の暮らしができるようになりました。

♥歳を重ねる不安と向き合えるようになり、ただ健康を願えるようになる

瞑想の参加者のなかには、高齢になり、自分の身体の健康や老いが気になって仕方がないという人がいます。加齢によって身体のさまざまな機能が衰えていくのを実感することは、つらいものです。私くらいの年齢でも歳を感じることはよくありますから、より高齢になれば、気になって仕方がないというのも当然でしょう。

しかし、健康を気にしすぎて、年齢と戦うような状態になってしまい、そればかりに意識

をとらわれると苦しくなってきます。

老いていくことと戦うのは、不安や恐怖から目を背けるためでもありますが、表面上の若さや健康を求めている間は、一時的に満たされることはあっても、その生活がいつまで続くのかわからないという不安も感じるはずです。同年代の人たちと、若さを競い合っているようなところもあったでしょう。つねに「若さ」に追い立てられ、いわば持続可能性の低い生活をしているわけです。

しかし瞑想に取り組むと、ありのままの自分を受け入れ、自分自身の身体をいたわりながらトレーニングをすることができるようになります。そして身体に感謝して、元気でいられることを願いながら、いまできることに取り組んでいくという、持続可能性の高い生活に切り替えることができます。運動強度の高いトレーニングはいつまで続けられるかわかりませんが、このスタイルなら、何歳になっても続けていくことができるでしょう。

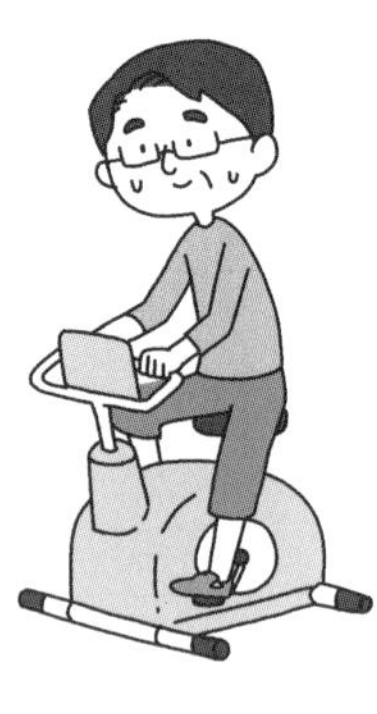

事例２

若々しい外見を保ちたいという願いにとらわれて（50代／女性）

最初の事例と同じような事例ですが、「若々しい外見を保ちたい」と願いながらも、なかなか思うようにならないことで、苦しんでいた女性の例を次に紹介します。

悩み

外見をいつまでも若々しく保ちたいと願っているが…

いわゆる「アンチエイジング」を意識し、外見をいつまでも若々しく保とうとして、なかなか思い通りにならず、苦しんでいるという女性がいました。

この人の場合も、先ほどの人と同様、見た目を自分のイメージ通りに整えられているときはよいのですが、髪や肌のつやなど、どこかに年齢を感じると途端につらくなって、イライラしたり、自己否定的な気持ちになったりするというのです。

あれこれと手を尽くして、若さを維持しようとしても、どうしても現状を維持することが難しい。そのことに悩み苦しんでいました。

瞑想の効果

自分自身へのやさしさを感じられるようになり、健康維持のために努力してきた自分のことを、いたわれるようにもなっていきました。

この女性の場合も、老いへの恐怖から目を背けるためにアンチエイジングに没頭していました。しかし、瞑想により、いままでの努力も無駄ではなかったと認めつつ、自然に「老い」に向き合えるようになりました。そして見た目の健康を保とうとすることは続けながらも、若さに固執しない暮らし方をできるようになりました。

♥素直な形で無理なく、歳を重ねられるようになる

外見の若々しさにこだわるのも、先ほどの例と同じく、不安や恐怖から目を背けるためという一面があります。しかし瞑想に取り組み、ありのままの自分を受け入れられれば、「いつまでも若々しくありたい」という願いが荒唐無稽なものとわかり、自分の身体の働きに感謝して、無理のない形で身体をいたわり健康的な外見を保つことができます。

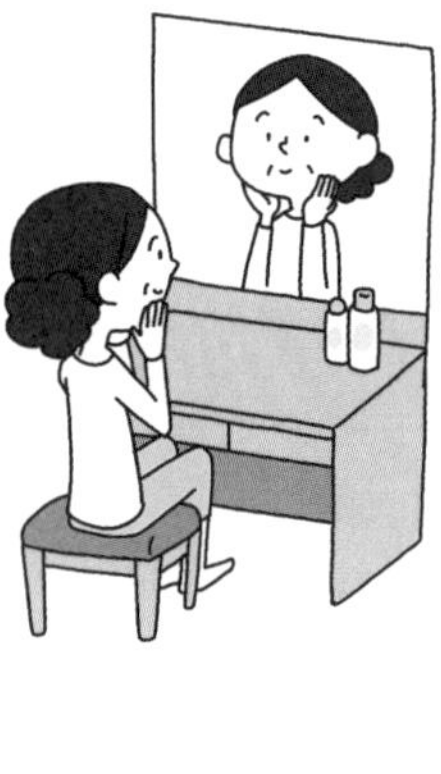

事例3

歩きスマホにいつもイライラ（40代／男性）

次の事例は、まわりの人に始終イライラさせられていたという男性の例です。この人は、まわりの人の「スマートフォン（スマホ）の使い方のマナー」などを気にしてストレスを感じることが多く、そのせいで人と口論になってしまうこともありました。

悩み

マナー違反の人に感じる強い憤りを我慢しているが…

この人は、社会のマナーやルールをなにごともきちんと守るというタイプで、そのため、周囲にマナー違反の人がいると、強い憤りを感じてしまいました。

例えば、駅でいわゆる「歩きスマホ」の人を見かけると、イライラして仕方がないのだといいます。相手に対して「ぶつかったらどうするんだ」「自分さえよければいいのか」などと考えてしまい、ムカムカするのだそうです。しかし、苛立って相手を注意してみても、聞き入れてもらえないと思って、歯ぎしりして我慢しています。口論することなく、なんとかその問題を解消したいと考えていました。

瞑想の効果

人にはそれぞれの立場があり、自分も他人も同じように
ときには間違ったことをしてしまうことに意識が向くようになり、
イライラせずに寛容な気持ちをもてるようになっていきました。

慈悲とマインドフルネス瞑想には、通りすがりの人や苦手な人、嫌いな人、自分とは違うグループの人など、まわりにいるさまざまな人たちに対して慈しみの気持ちを送るというステップがあります。その実践を繰り返すことで、人にはそれぞれの立場があるということに、意識が向くようになりました。

また、誰もが幸せを願って生きていることも、感じられるようになり、自分とほかの人には共通する部分があり、苦手な人も必ずしも敵ではないということが、わかってきました。それにより、イライラしても、その気持ちを受け流すことができるようになっていきました。

♥瞑想を行う前は、相手の立場を想像することができていなかった

このような人の場合、「マナーを守る自分」と「マナー違反をする人たち」を、分けて考えていることがあります。そして「ダメなやつらだ」「どうしてマナーを守らないんだ」な

ど感じて怒りを募らせ、相手を敵視するようになっていくのです。相手の立場を想像しようとしないで、一方的に敵視するため、やがて「なにを考えているかわからない連中だ」などと思い込んでしまい、相手を恐れるようになったりもします。

そのような状態になると、相手がなにを言っていても、耳を貸そうとしなくなります。その結果、相手と衝突するか、相手を無視するか、どちらかしかできなくなってしまいます。多くの場合、いちいち衝突するわけにもいかないので相手を無視することになりますが、放っておこうとしても、気になってイライラしてしまうのです。

♥寛容な気持ちになることができる

瞑想を行うと、まわりの人の言動を変えようとしたり、まわりの人を無視しようとしたりすることは、減っていきます。この人の場合も、歩きスマホの人を見かけてイライラしても、その気持ちを受け流し、むしろ相手のことを思いやることができるようになりました。

マナー違反やルール違反を見るたびにイライラしてしまう人も、慈悲とマインドフルネス瞑想をすることで、さまざまな相手に対して少しずつ寛容になっていきます。

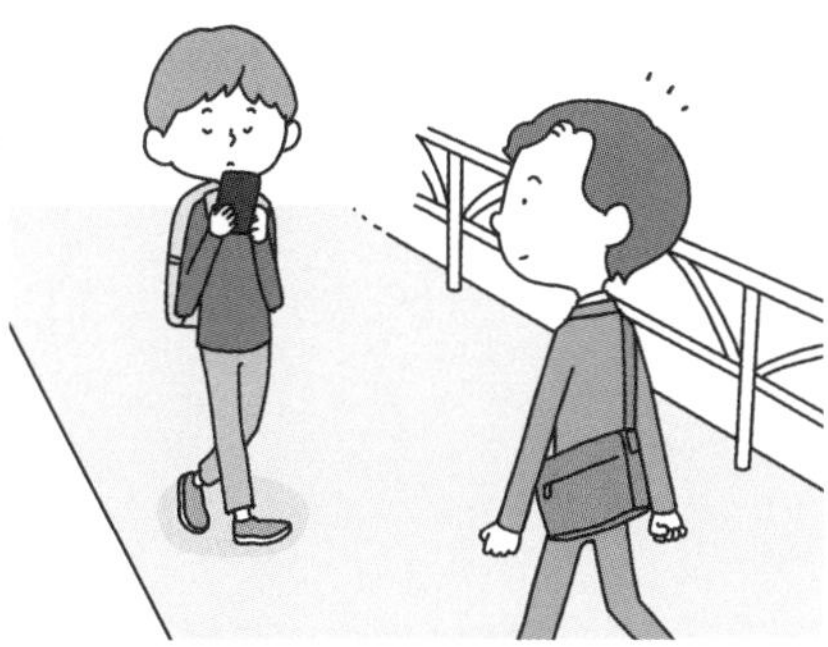

事例4

がんをわずらい、死の恐怖に直面（60代／女性）

4つめの事例は、がん患者さんの例です。重い病気にかかってしまい、自暴自棄になっていたところで、瞑想に取り組みました。

悩み

がんが見つかり、健康で幸福な人生が一変してしまった…

大きな病気にかかることもなく、自分は健康だと感じながら、幸福に暮らしてきた女性が、ある日、体調不良をきっかけに病院を受診したところ、予想外にがんが見つかってしまいました。

すぐに手術を受けましたが、がんはかなり広がっていて、完全に取り除くことはできませんでした。その後は薬物治療を受けながら、様子を見ることに。医師からは、次に体調が崩れたときには入院治療になる可能性が高いと言われました。彼女は、自分に最期のときが近づいてきていることを、意識せざるを得なくなりました。

そのため、自暴自棄になってしまい、自分のつらさは誰にもわからないと感じて、家族や医師、看護師に八つ当たりをしてしまうことがありました。

瞑想の効果

家族や親しい人とのつながりを感じ、自分自身にも家族にもやさしい気持ちをもてるようになりました。

マインドフルネス瞑想に慈悲の瞑想を組み合わせると、どんな状況にあっても、自分自身に慈しみの気持ちを向けることができます。また、自分自身にやさしい気持ちを向けられるようになることで、まわりの人にもやさしい気持ちを向けることができるようになります。この人の場合も、瞑想により病気への不安から意識を切り離せるようになると、現在の自分の身体を慈しみ、身体から生じる苦しみから解放される決心ができ、親しい人たちとの最後のやりとりに幸せを感じられるようになりました。

♥マインドフルネス瞑想で、痛みや不安をやわらげることができる

病気が進行して死の恐怖に直面しているというケースでは、もはや心穏やかな日々に戻ることは不可能だと感じるかもしれません。死というものは、誰にとっても最大の恐怖です。その恐怖に直面したとき、落ち着くことは難しいものです。まわりの人に当たり散らしてしまうのも、けっしておかしなことではないでしょう。

しかし、このようなケースでも、慈悲とマインドフルネス瞑想に取り組むことで、自分がもともともっていたやさしさや穏やかさに気づき、幸せを感じることができます。

このような人の場合、病気にかかって不安が強くなったり、症状によって痛みや苦しみを感じたりするわけですが、マインドフルネス瞑想をすることで、その不安や痛みなどがただ生じてきて消えていくのに気づき、苦しむことはなくなっていきます。

実際に、マインドフルネス瞑想に基づくプログラムは、乳がんを中心にがん患者さんの不安や抑うつ状態をやわらげる効果のあることが、研究によって検証されています。瞑想には、身体の痛みなどをやわらげ、ストレスを軽減するという確かな効果があるのです。

♥慈悲の瞑想が加わると「いまの自分にできること」を考えられるようになる

また、マインドフルネス瞑想に慈悲の瞑想を組み合わせると、どんな状況にあっても、自分自身に慈しみの気持ちを向けることができます。

重い病気にかかると、そのことばかりを考え、ふさぎ込んでしまいがちです。しかし慈悲の瞑想に取り組むと、病気の苦しみから意識を少し切り離せるようになっていきます。そして、重い病気にかかった自分を責めたり、病気になった身体を元に戻そうとしたりするのではなく、身体にやさしい気持ちを向け、身体ががんばってきたことや、いま自分が身体にできることにも関心を向けられるようになっていきます。

どんなにつらい状況でも、「いまの自分にもできることがある」「それはどんなことだろう」と考え、自分自身にやさしい気持ちで接することができるのです。もし身体がもうもたず、苦しみの原因となっているのなら、そのときになれば手放すことも自然なことだとわかります。

♥自分自身にも、家族にも、やさしい気持ちをもてる

そのような心境になると、まわりの人に当たり散らすようなことはなくなり、自分のしてきたことや、いま自分の感じていることを、家族や医師、看護師に、穏やかに伝えられるようになっていきます。

「伝えられる」といっても、大げさなことではなく、ちょっとした一言です。「今日は気分がいい」「天気がよくてうれしい」といったことや、病院にある「花がきれい」だと感じたことなどを、言葉に出して伝えられるようになるのです。また、家族の支えに感謝の気持ちを感じたとき、素直に「ありがとう」と言えるようになったりもします。

家族や医師、看護師は、患者さんがイライラして、当たり散らしたり、あれこれと要求をしたりしてしまうのは仕方がないと、患者さんの苦しみを思いやり、黙って話を聞こうとするものですが、そのような関係では、お互いに幸福ではないでしょう。

そうではなく、患者さんが瞑想に取り組み、病に倒れた自分自身に対してやさしい気持ちをもち、そのやさしい気持ちのまま、まわりの人と接するようになっていくと、まわりの人からも思いやりの気持ちを受け取れるようになっていきます。

♥病に倒れる前と、同じような幸福を感じられる

そうして穏やかなやりとりをしているときの幸福な感じは、病気にかかる前の、健康だった頃と、なにも変わりません。どんな病気にかかったとしても、私たちは瞬間瞬間を気分よく過ごし、花を見てきれいだと感じ、家族に感謝をすることができるのです。

死の恐怖に直面すると、人はそこから逃れようとしたり、あるいは、恐怖と戦って打ち勝とうとしたりしてしまうものです。しかし、「死」に勝つことはできません。生きとし生けるものはみな、いつか必ず死を迎えます。死の恐怖と戦おうとしても、ただ負け続けるばかりで、気分はどんどん暗くなっていってしまうでしょう。

そのような状況に陥ってしまったら、慈悲とマインドフルネス瞑想を行ってみてください。時間はかかるかもしれませんが、瞑想を通じて、死は誰にでも訪れるものだと考えられるようになり、死の恐怖を受け入れることができるでしょう。そのときには、いま現在の自分自身に希望をもてるようになり、健康だった頃の幸せな感じ方を取り戻せるはずです。

事例5

人を支える仕事で、バーンアウト（40代／女性）

瞑想は、病気に苦しむ人にも役立ちますが、病気の患者さんを支える医療関係者にも役立っています。5つめの事例は、働きすぎて燃え尽きてしまった看護師さんの話です。

悩み

疲れても、イライラしても、その気持ちを隠していたが…

とてもまじめな看護師さんの例です。この人は疲れていても、「疲れた」という一言が言えません。「まわりの人も疲れている」などと考え、弱音を吐かずに働いていました。また、患者さん相手に怒ってはいけないと考え、どれだけイライラしても、その気持ちをおさえました。ときには怒りを感じるのも仕方がないことですが、患者さんに怒りをぶつけそうになるたびに、自分自身を責めていました。「こんなふうに感じてはいけない」「看護師として恥ずかしくて、同僚に相談できない」などと思い、ひとりで悩んでいたのです。

しかし、そうして気持ちをおさえ込んで働き続けた結果、心と身体に負荷がかかり、バーンアウトしてしまいました。仕事への意欲や情熱を失い、働けなくなってしまったのです。

瞑想の効果

気持ちをおさえ込まずに働けるようになり、素直な気持ちを伝えられるようになりました。

慈悲とマインドフルネス瞑想を行うことで、「いまこの瞬間」をやさしく受け入れることができるようになり、自分自身の疲れや苛立ちと向き合えるようになっていきました。

自分が疲れたと気づいたときに、それを否定したり、おさえ込んだりするのではなく、そう感じたことを受け入れる。そして患者さんとのポジティブなやりとりにも意識を向け、自分自身をいたわり、素直な気持ちを人に伝えるようにしていく。そんなふうに行動が変わり、無理をせずに働けるようになっていきました。

♥必要以上に考え込まずに仕事に集中できるようになっていく

医師や看護師などの医療関係者は、病気の患者さんをいたわる技術をもっています。患者さんを思いやることに慣れていて、それを当たり前のように実践できます。

しかし、そのいっぽうで、患者さんたちのために一生懸命働いている自分自身をいたわることには、あまり慣れていません。なかには自分の気持ちや身体を犠牲にしてまで、仕事をしてしまう人もいます。

このようなタイプの人の場合、慈悲とマインドフルネス瞑想をすることで、自分自身の疲れや苛立ちと向き合えるようになっていきます。

たとえ患者さんが相手だとしても、怒りを感じてしまうこともあるでしょう。瞑想をすると、「イライラした私」を受け入れ、やさしい言葉をかけられるようになります。「嫌だ」「許せない」といった考えに振り回されずに、また仕事に集中できるようになっていきます。

他者にサービスをする仕事をしていて、本当の気持ちをおさえ込み、つらいけど働いているという人には、バーンアウトしてしまう前に慈悲とマインドフルネス瞑想を試すことをおすすめします。

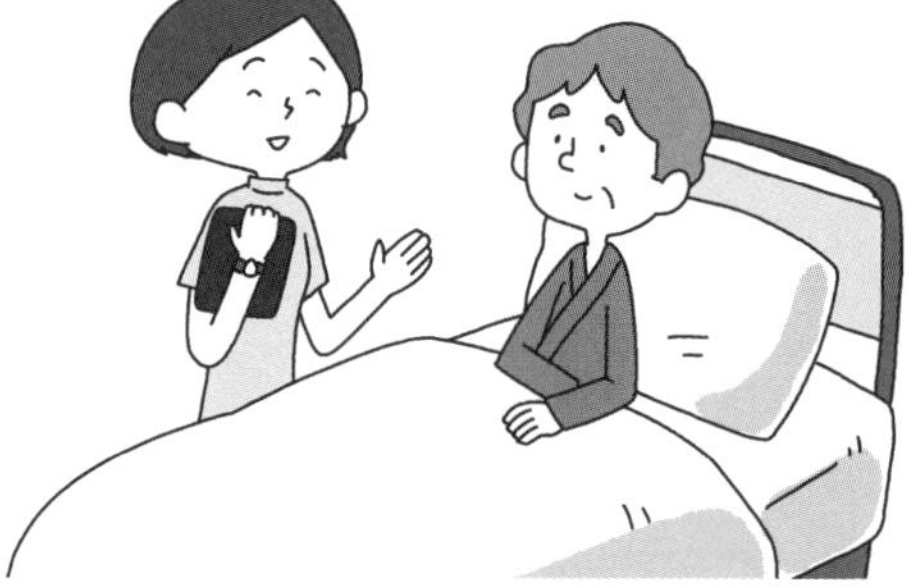

事例6 勤務先で、嫌いな同僚にやさしくなれない（30代／女性）

6つめは働く人によく見られる事例です。この人は争いを好まず、やさしく穏やかな性格をしていました。しかし、同僚にどうしても苦手な人がいて、苦手な人に対してだけはやさしくすることができず、そのことに自己嫌悪を覚えてしまっていました。

悩み 嫌いな人なんてつくりたくはないのに…

この人は基本的にはやさしい人でした。家族や友人には日頃から思いやりをもって接することができ、人が嫌がる仕事でも、進んでやることもあって、職場の同僚からの評価は高く、信頼もされていました。

しかし、同僚のなかにどうしても苦手な人がひとりいて、その人に対してだけはやさしくすることができませんでした。その同僚のことが嫌いなために、ほかの人と同じように接することができず、また、そんなふうにその同僚と接してしまう自分のことも、好きになれずにいました。

瞑想の効果

嫌いな気持ちは変わらなくても、ほどよい距離感を保てるようになりました。

慈悲とマインドフルネス瞑想には、苦手な人や嫌いな人に慈しみを向けるというステップがあります。そのステップを実践することで、この人も「相手も仕事で成功しようとして、それなりに努力しているのだ」と感じられるようになりました。そして、やり方は違っても、相手にも自分と共通するところもあるのだと思えるようになりました。

♥「嫌いだけど、気にしない」と考えられるようになる

瞑想を行っても、嫌いな気持ちがなくなるわけではありませんが、「嫌い」だと感じることを受け入れながらも、その人の立場も考えられるようになります。相手を憎んだり、嫉妬したりしていると、イライラして仕事が手につかなくなるかもしれませんが、相手を気にせず、いま自分ができることに集中するようになると、どんな同僚ともそれなりの距離感を保って働けるようになります。

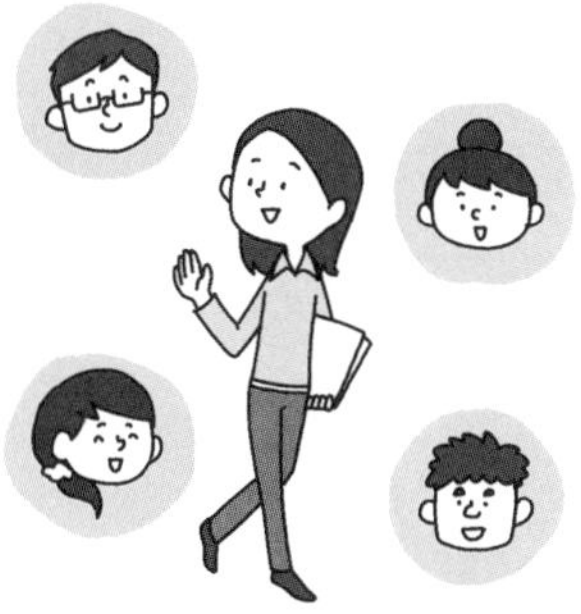

事例7

自信満々に見えて、じつは不安がいっぱい（20代／男性）

最後に紹介する事例は、絶大な自信がゆらいでしまった人の例です。絶好調な日々は長くは続かず、ひどく落ち込んでしまったとき、周囲からはすでに孤立していました。

悩み

絶好調の日々も終わってしまえば…

この人は、若い男性で、自分の能力に絶大な自信をもっていました。職場では、ほかの人を押しのけるようにして自分の成果をアピールし、勝ち誇っていました。

実際によい成績を出していたので、周囲もなにも文句を言いませんでしたが、絶好調の日々は長くは続かないもので、成績は徐々に平凡なものになっていきました。すると本人の自信はゆらぎ、それまでの気持ちが「慢心」だったということに気づき始めました。そうなると、今度は自分のダメなところばかりが気になり出し、それまでとは打って変わって、ひどく落ち込んでいったのです。

しかし、過去に傲岸不遜なふるまいをしていたため、周囲に敵をつくってしまっており、落ち込んだときにまわりの人の助けを得ることができず、それもあって孤立していきました。

瞑想の効果

気持ちが落ち着き安定して、自然体で働けるようになりました。

自信満々に見えても、それはほとんど「擬態」のようなもので、この人の場合、たまたまよい結果が出ていて、自己評価が高くなっているだけでした。それが挫折することで、今度は自分を批判するようになりましたが、瞑想を行うことで、「自信満々な自分」は幻想だと気づくと、自然体で働くことができるようになりました。すると周囲の見る目も変わっていき、職場に溶け込んで、また働くことができるようになりました。

♥仕事の結果だけを見て一喜一憂することがなくなる

自信満々というのは一見うらやましいようですが、その自信がいつ打ち砕かれるかわからず、じつはハイリスクな状態ともいえます。本当は、自信満々の時期に慈悲とマインドフルネス瞑想を行い、「自信がある」「でも不安も感じる」といった気持ちは「ただ生じてきた考えに過ぎない」と気づくとよいのですが、落ち込んでからでも、瞑想をすれば自分を見つめ直すことができます。

瞑想により、自分の幸せを願い、やさしい気持ちを向けると、自分自身のよい面にも意識が向いていきます。そして、結果だけを見て一喜一憂するようなことはなくなり、目の前の一つひとつのことにベストの状態で集中していけるようになるでしょう。

♥他人に対して批判的な人にも、同じように瞑想が役立つ

また、失敗をすると自分ではなく、他人に批判的な考えを向ける人もいます。ただ、自分を批判することと他人を批判することは、心の働きとしてはほとんど同じです。

自己批判的な人は失敗に対して、その原因を探したり、足りないところを埋め合わせようとしたりします。他人に対して批判的な人もそれと同じで、いつも人の悪いところを探して、注意しようとしていますが、どちらの場合も、現状をありのままに見るのではなく、「本来はこうあるべきだ」という理想を思い描き、それが実現しないことに不満を感じています。その不満が自分に向かうか、他人に向かうかという違いがあるだけで、やっていることは同じなのです。

ですから、他人に対して批判的な人も、慈悲とマインドフルネス瞑想を行うと、他人に対する苛立ちを受け入れながら、他人のよいところにも目を向けられるようになり、他人に対してやさしくできるようになります。そして自分自身を苦しめている他人から解放されます。

やさしさに気づくことが大切

ここまで７つの事例で、マインドフルネス瞑想と慈悲の瞑想を組み合わせることの意味や、その効果を伝えてきましたが、いかがでしたでしょうか。

♥自分自身の心が見えてくると、ポジティブな感情も感じやすくなる

私たちはいつも、なにかしら考えごとをしていますが、瞑想中は、考えごとにわずらわされることが減ってきます。考えごとから解放され、自分自身の心が見えてくると、自分が本来もっている「やさしさ」に気づくことができます。そしてネガティブな感情だけでなくポジティブな感情も感じやすくなっていきます。

こうした慈悲とマインドフルネス瞑想によって起こってくる変化の事例を、ここでは紹介してみました。紹介した事例はすべて、私が日本やアメリカでの研究を通じて見聞きした話を、アレンジしたものです。どの事例も、個人を特定できないように調整していますが、どんな人にとっても、慈悲とマインドフルネス瞑想が有効であることを、感じていただけたのではないかと思います。瞑想の効果をイメージするための参考にしてください。

なお、このように誰にとっても役立つ可能性のある慈悲とマインドフルネス瞑想ですが、瞑想を行うにあたっては、ひとつ注意していただきたいことがあります。

「ただ考えがクリアになる」ではもったいない

世の中には冷静沈着で、難しい状況でも迷わず判断を下せるというタイプの人がいます。なにごとにも淡々と向き合い、そのときどきに的確な決断をする。その決断が誤っていたときにもうろたえたりせず、対策を考えて手を打つ。そのような行動がとれていたら、それはまさに、この本で解説してきたマインドフルネスの状態といえるでしょう。

瞑想に取り組む人のなかには、思考に焦点を当てて、そのような状態を目指す人もいます。しかし私は、そのように「ただ考えがクリアになる」ではもったいないと思っています。

♥マインドフルになるだけでは、幸せになれない

感情に振り回されず、まわりの人に流されず、淡々と仕事をこなしていく。そういう人は思い悩むことがなくなり、とても効率的に生きていけるように見えます。しかしそれは、第1章の冒頭で書いた「わずらわしい付き合いが減る」だけになるかもしれません。まわりの人との関わりが減れば、確かにストレスも減りますが、そのような生き方では結局、孤立してやりたいことがうまくいきません。

「ただマインドフルネスになっただけ」の状態には、対人的な要素がありません。その状態では、やりたいことがあって、情熱をもって取り組んでいても、いつもひとりで淡々と行動することになり、まわりの人の協力を十分に得ることは難しいでしょう。冷静というよりは、「態度の冷たい人」だと思われてしまうこともありそうです。

第1章で書いた通り、人間がひとりでできることには限界があります。ものごとにいつもひとりで対処していくのは、大変なのです。さまざまな困難に直面していくなかで、周囲に「冷たい人」だと思われながら、たったひとりでやりたいことを本当に実現していけるかというと、難しいのではないでしょうか。

♥やさしさに気づくことが、なにより重要なこと

だから私は、マインドフルネス瞑想を行うだけでなく、そこに慈悲の瞑想を組み合わせています。慈悲の瞑想をすると、自分の世界に閉じこもって、ひとりでがんばろうとするようなことはなくなります。瞑想を通じて「幸せを人と分かち合いたい」と思ったり、「人の思いやりにお返しをしたい」と感じたりします。そんなふうに、自分とまわりの人との間に一体感を感じながら、生きられるようになっていくのです。

すでにマインドフルネス瞑想をしたことがあり、思い悩むことからは解放されたものの、人間関係の悩みがあったり、まわりの人たちにイライラして協調的に活動できたりしないという人には、慈悲の瞑想を組み合わせることをおすすめします。

ただ「ありのままの自分」でいるだけでは、幸せになるには不十分です。「ありのままの自分」を受け入れる「愛にあふれるやさしい自分」に気づいて、そのやさしさを発揮できるようになることが、重要なのです。

次の第3章で、瞑想のくわしいやり方を説明していきます。みなさんも事例の人たちのように、瞑想を通じて自分自身のやさしさにふれてみてください。そうすることで、余裕のない生活のなかでも自分をいたわることができるようになり、そしてまた、まわりの人に素直に感謝の気持ちを伝えられるようにもなっていきます。

column

これからのマインドフルネスの可能性

すでに事例でも解説した通り、慈悲とマインドフルネス瞑想は、病気の治療に使われるだけではなく、医療者側のケアにも役立てられています。瞑想が活用される場面は、今後ますます増えていきそうです。

・「セルフ・コンパッション」が注目されている

慈悲とマインドフルネス瞑想の広がりについて、私がさまざまな専門家との交流や各種学会への参加を通じて得た知見を、ここで少し紹介しておきたいと思います。

近年は、医療の現場で「セルフ・コンパッション」という考え方が広がりつつあります。これは「自分に対する慈悲」ということを意味しています。看護師さんのバーンアウトの事例で解説したように、人を思いやることだけでなく、自分自身を思いやることも、同じように大切です。そういった考え方がセルフ・コンパッションといわれて、医療者など、人を支える立場の人たちの研修などで、とりあげられるようになっています。

セルフ・コンパッションは、病気の患者さんにとっても重要なことです。患者さんは、健康だった頃の自分を本来の自分だと思い、病に倒れたあとの自分自身に対して否定的になってしまうことがあります。

とくに乳がんの患者さんで乳房を切除した人に、そうした傾向が見られるという報告があります。治療のためとはいえ、自分の身体の一部がなくなってしまった。そのような現状をどうしても受け入れられず、自分自身が失われたように感じてしまうというのです。

病気にかかったという悲しみ。そして自分の身体が変わってしまったことへの悲しみ。そうして積み重なっていく悲しみに対処するため、患者さん向けに慈悲とマインドフルネス瞑想を活用しようという考え方も、いま広がりつつあります。

ほかにも介護の現場で、高齢の人たちが自分自身の身体の変化などをじっくりと受け入れていくための方法のひとつとして、慈悲とマインドフルネス瞑想が注目されるようなことも、出てきています。今後は介護施設などで、利用者向けの活動のなかに瞑想がとり入れられることも増えていくのではないでしょうか。

事例を通じて説明してきたように、慈悲とマインドフルネス瞑想は性別や年代を問わず、どんな人にも役立つ瞑想です。これからは医療やビジネスなどにとどまらず、より幅広い分野で活用されるようになっていくことでしょう。

第3章

今日からできる
慈悲とマインドフルネス瞑想・
実践トレーニング

この第3章では、慈悲とマインドフルネス瞑想の
具体的な実践方法を紹介していきます。
瞑想というと、みなさんは
「薄暗く静かな場所で、座禅を組んでじっくり行うもの」
というイメージをもっているかもしれません。
それも確かに、瞑想のひとつの形です。仏教の瞑想などには、
そのような形式で行われるものもあります。
しかし、私が紹介する慈悲とマインドフルネス瞑想は、
そのような環境でなくても実践できます。
いつでもどこでも実践できる瞑想なので、
気軽に試してみてください。

慈悲とマインドフルネス瞑想の基本的な実践方法

慈悲とマインドフルネス瞑想は、いつでもどこでも実践できるものです。瞑想を始めるにあたって、まずは4つのポイントをおさえておきましょう。

①いつ始めればいいか？
➡予定のない日に、自宅で楽な服装で、瞑想を始めるとスムーズに入りやすいです。

②どんな姿勢で行うのがいいか？
➡いすに座って、背もたれは使わず、背中をまっすぐにして堂々とした姿勢で行うのがベストです。

③なにか感じたときは、どうすればいいのか？
➡瞑想中に感じたことは、声に出さず心の中に留めておきましょう。

④瞑想の始まりと終わりのきっかけは、どうすればいいのか？
➡瞑想の最初と最後に、鐘の音を鳴らすのがおすすめです。

POINT 1 予定のない日に、自宅で楽な服装で、瞑想を始めよう

慈悲とマインドフルネス瞑想を行うときには、まず、リラックスできる環境を用意しましょう。といっても、それほど厳密な条件はありません。いつでもどこでもよいので、自分が落ち着いて取り組める時間に、安心して実践できる場所で、瞑想をしてみてください。初めて実践するという人には、とくに予定のない日に、自宅の中のリラックスできる部屋で行うことをおすすめします。落ち着いて実践できるからです。

アドバイス

部屋は明るくても暗くても

部屋が薄暗いほうがリラックスできるという人は、照明を控えめにしてもかまいません。ただ、暗くすると眠くなる場合もあるので、注意してください。私は、明るいほうが意識がはっきりとして、集中しやすく感じるため、照明をつけています。みなさんも自分にあった環境を探してみてください。

身体をしめつけない服がおすすめ

服装の指定はとくにありません。座っていて楽な服装であれば、基本的にはなんでもよいでしょう。参加者を集めて瞑想のトレーニングを行う際には、身体をしめつけない服装をおすすめしています。

POINT 2

いすに座って、背もたれは使わず、背中をまっすぐに

慈悲とマインドフルネス瞑想を行うときには、座ってゆっくり呼吸をしたり、さまざまなイメージやフレーズを思い浮かべたりします。数分から20分程度、腰掛けていることになるので、身体が痛くならないように、楽な姿勢で座りましょう。座るときに、座禅を組む必要はありません。いすや座布団などに座ってください。

いすなどに座ったら、背中をまっすぐにして、肩には力を入れないようにしましょう。背もたれにはもたれず、また、猫背にもならないように座るのがポイントです。

アドバイス

背中が身体を支えるイメージで

背もたれを使うと眠くなりやすく、猫背の姿勢では、身体を痛めやすくなります。背中をまっすぐにして、堂々とした姿勢で座るようにしましょう。胸を張ると力が入ってしまうので、そこまでする必要はありません。背中をまっすぐにして、背中で身体を支えるイメージです。そして、足を組まずにしっかりと座って、瞑想を行います。

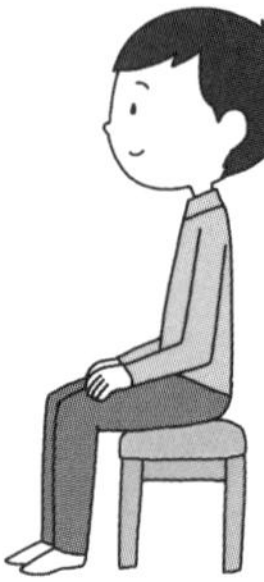

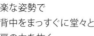

・楽な姿勢で
・背中をまっすぐに堂々と
・肩の力を抜く
・胸を張る必要はない

POINT 3 瞑想中に感じたことは、声に出さず心の中で唱える

瞑想中はゆったりと座って、いま現在、自分が感じている感覚に意識を向けるようにします。その具体的なやり方は、このあと10のステップに分けて紹介していきます。ここでは瞑想中に意識することとして、全体に共通するポイントを説明しておきましょう。それは、気づいたことをいちいち口に出さなくてもよい、ということです。

慈悲とマインドフルネス瞑想をしているときには、さまざまな考えや気持ちがわき起こってきます。また、恩人や好きな人などを思い浮かべ、その人に向けて慈しみの気持ちや言葉を送るということもあります。その際、頭の中にはさまざまな言葉が思い浮かびますが、どんな言葉が浮かんできても、問題はありません。そして、その言葉を口に出したり、明確にしたり、記録したりする必要もありません。

アドバイス

瞑想で大切なのは気づくこと

瞑想で大切なのは、記録することではなく、気づくことです。思い浮かんでくることをただ感じて、気づくようにしましょう。この本では、このあと瞑想の具体的なやり方のなかで「～さんが幸せでありますように、と唱えましょう」といった説明をしますが、それらのフレーズも、声に出して言う必要はありません。心の中で唱え、そのときに感じることに気づきを向けるようにしてください。

POINT 4 瞑想の最初と最後に、鐘の音を鳴らすとよい

環境や姿勢を整えると瞑想に集中しやすくなりますが、より集中しやすくするための仕組みとして、音を利用することもおすすめしています。

音というのは、瞑想の開始と終了を知らせる音のことです。瞑想のトレーニングを行うときには、インストラクターが最初と最後に鐘の音を鳴らして、瞑想の始まりと終わりを知らせることがあります。鐘の音を鳴らすことで、参加者の意識の切り替えをうながすという目的があります。これと同じように、自宅で瞑想を実践するときにも、最初と最後になにか音を鳴らすようにすると、意識を切り替えやすくなります。

アドバイス

瞑想をサポートするアプリもある

瞑想をする時間を決めて、一般的なタイマーをセットするのもよいのですが、最近では瞑想をサポートするアプリなども出ていて、スマートフォンやタブレットなどで鐘の音を鳴らすこともできます。使えそうなものがあれば、活用してみてください。なお、開始と終了の音はよいのですが、瞑想中にずっと音楽を流しておくことは、あまりおすすめしていません。ヒーリング・ミュージックのようなやさしい音楽でも、音がずっと聞こえていると、気が散りやすくなります。

この本では10のステップで瞑想を行います

それでは、実際に瞑想を始めていただこうと思いますが、この本で瞑想を行うにあたって、まずは5つのことをおさえておきましょう。

○この本では、12週間のトレーニング・プログラムとして実践していることを、10のステップで行っていき、1から順番に取り組んでいきます。
○実際のトレーニングで行っている流れと同じ流れで実践していきます。
○ひとつのステップがクリアできたと感じたら、次のステップに進んでいきます。1週間に1ステップずつ進めるのが、取り組みやすく、おすすめです。
○各ステップに「チェックポイント」を設けましたので、できているか迷ったら、チェックポイントを確認してください。
○瞑想のやり方に正解はありません。ここで書いてあることは、手引きや目安と思ってください。

進め方のキホン1

10のステップに、1から順番に取り組んでいく

この本では、これから慈悲とマインドフルネス瞑想のやり方を10のステップで紹介していきます。これは、私が12週間のトレーニング・プログラムとして実践してきたこと（1章34ページ参照）を元にしたものです。元々は、週に1回約1時間×全12週のセッションで構成されているプログラムなのですが、その内容を整理して、10のステップで解説していきます。10のステップには、順序があります。取り組みやすい内容から始まるようになっていますので、基本的にはステップ1から始めて、ひとつずつ進めるようにしてください。

アドバイス

難しいときは無理に先に進まない

進めていくうちに「このステップは難しい」と感じることもあるでしょう。そのときには、無理に先へ行こうとせず、同じステップを何度か繰り返したり、少し前のステップに戻ったりして、ゆっくり取り組んでみてください。そうしているうちに瞑想をすることに慣れ、次のステップにも取り組めるようになる場合があります。

全12週のトレーニング・プログラムの流れ

- 1週目「食べる瞑想」
- 2週目「呼吸の瞑想」
- 3週目「恩人への慈悲の瞑想」
- 4週目「好きな人への慈悲の瞑想」
- 5週目「自分自身への慈悲の瞑想」
- 6週目「中性の人への慈悲の瞑想」
- 7週目「歩く慈悲の瞑想」
- 8週目「やや嫌いな人への慈悲の瞑想」
- 9週目「嫌いな人への慈悲の瞑想」
- 10週目「グループへの慈悲の瞑想」
- 11週目「生きとし生けるものへの慈悲の瞑想」
- 12週目 全体の振り返り

10ステップの慈悲とマインドフルネス瞑想

- STEP1「食べる瞑想」
- STEP2「呼吸の瞑想」
- STEP3「恩人への慈悲の瞑想」
- STEP4「好きな人への慈悲の瞑想」
- STEP5「自分自身への慈悲の瞑想」
- STEP6「中性の人への慈悲の瞑想」
- STEP7「歩く慈悲の瞑想」
- STEP8「嫌いな人への慈悲の瞑想」
- STEP9「グループへの慈悲の瞑想」
- STEP10「生きとし生けるものへの慈悲の瞑想」

進め方のキホン2

実際のトレーニングと同じような流れで実践する

各ステップに取り組むときには、実際のトレーニングと同じような流れで実践することをおすすめします。実際のトレーニングは週に1回・約1時間で、次のように進みます。

【週1回・約1時間のトレーニングの主な流れ】

①3分間の呼吸瞑想法の実施（準備を含めて10分程度）
＊やり方は104ページ参照

↓

②その回のテーマの確認、ホームワークの振り返り（20分程度）

↓

③その回のテーマとなる慈悲とマインドフルネス瞑想の実施（10〜20分程度）

↓

④質疑応答とホームワークの説明（10分程度）

基本的な流れは、毎回この通りです。トレーニングの参加者は、最初に呼吸の瞑想を行って気持ちを落ち着かせます。そして、ホームワークの感想や質疑のあと、その回のテーマを確認し、実践していきます。最後に参加者とインストラクターで質疑応答を行って、終了です。

みなさんが自宅で瞑想を実践するときも、質疑を除いてこの流れと同じように進めてみてください。最初に呼吸の瞑想を行ってリラックスし、そのあとにこの本で各ステップのページを読んで内容を確認、そして瞑想を実践していくという形です。

アドバイス

本で実践するなら時間は30分程度

実際のセッションは約1時間行いますが、本を読んで実践する場合には、瞑想は10～20分程度で、説明を読む時間を入れても全体で30分程度でしょう。また、トレーニングを日常生活に応用するやり方は179ページに、質疑に当たる内容は第４章にQ＆A形式で掲載しています。瞑想をしていて疑問を感じたときには、そちらのページも参考にしてみてください。

進め方のキホン3

1週間に1ステップずつ進めると、取り組みやすい

トレーニングでは、参加者は1時間のセッションでひとつのテーマに取り組みます。そしてセッションで体験したことを、自宅でも継続します。例えば、3週目のセッションで「恩人への慈悲の瞑想」に取り組んだら、次のセッションまでの1週間、自宅でも「恩人への慈悲の瞑想」を繰り返すという形です。また、179ページのように日常生活でも応用してもらうようにお願いしています。

トレーニングにはインストラクターがいていろいろと案内もしますが、参加者は、1時間のセッションだけでは自分の感覚にあまり気づけないこともあります。しかし、自宅でホームワークとして瞑想を続けていると、気づきを得られるようになっていくのです。

本を使って瞑想を実践するときも、これと同じように、ひとつのステップに1週間くらいかけて、継続的に取り組むとよいでしょう。同じステップの瞑想を何度も繰り返していると、最初は気づかなかったことに意識が向く場合があります。その気づきが、次のステップへの準備になります。時間をかけて、ゆっくりと気づきを得ていきましょう。

アドバイス

各ステップをじっくり進めていくのがおすすめ

本全体を先に読み進めるのはかまわないのですが、各ステップに時間をかけずに、読んだところからどんどん実践していこうとすると、ステップ5や6などを、難しく感じるかもしれません。ステップ5や6は、それまでに数週間かけて4つのステップを進めていき、ある程度の気づきを得てから取り組む段階だからです。そのような状況に陥らないためにも、各ステップをじっくり進めていくことをおすすめします。

進め方のキホン 4

できているか迷ったら、チェックポイントを確認

１週間かけて瞑想を繰り返していると、いろいろな気づきが得られますが、それが瞑想としてあっているのかどうなのか、迷ったり不安に思ったりすることもあるでしょう。

そのときには、この本の各ステップで「チェックポイント」を確認してください。チェックポイントには、各ステップで「こんなことが感じられたら、瞑想で気づきが得られていると言ってもよさそうです」というポイントを示してあります。各ステップの到達目標のようなものです。

瞑想には本来、目標設定は必要ありません。しかし、インストラクターにつかず、本を読んで瞑想を実践するという人には、ある程度の目安も必要でしょう。そこでこの本では、瞑想中の感じ方の例として、私が日頃、トレーニングの参加者にお伝えしている内容を、いくつかポイントとして挙げてみました。あくまでも感じ方の例ではありますが、瞑想に取り組むとき、目安として参考にしてみてください。

アドバイス

チェックポイントに示されていることが感じられていたら次のステップへ

ひとつのステップに1週間取り組んでみて、チェックポイントに示されていることが感じられていたら次のステップへ進むという形にすると、10のステップを無理なく進めていけることでしょう。

進め方のキホン 5

この本の内容は答えではなく、瞑想の手引きや目安

この本には瞑想のやり方やチェックポイントを具体的に、わかりやすく示していますが、それらを参考にする際、ひとつだけ注意してほしいことがあります。それは、本に書かれていることが正解ではない、ということです。

瞑想をしていると、自分のやり方があっているか間違っているか、気になることがあるでしょう。そのままでは不安が募るので、この本には手引きや目安を掲載しています。しかしそれは、答えではありません。

本来、慈悲とマインドフルネス瞑想というものは、あっているか間違っているかという思考から離れて、いまこの瞬間の感覚に気づきを向けるものです。

アドバイス

正解かどうかを気にしていては、瞑想の本来の姿からずれている

この本で瞑想のやり方やポイントを示しているのは、それが正解だからではなく、みなさんにその内容を読んで、瞑想ができていることを実感し、引き続き瞑想に取り組んでほしいからです。瞑想をして感じたことを、本を読んで確認できれば、安心して次の瞑想に取り組めます。そのように、瞑想の手引きや目安として、この本を使ってください。反対に、この本に書かれているように瞑想をしようと考え、瞑想中に正解を求めるようになると、気づきを得ることは難しくなっていきます。

実践 STEP 1

「慈悲とマインドフルネス瞑想」
「食べる瞑想」

実際に食べ物を食べながら行う瞑想

それではいよいよ、10ステップの具体的な実践に入っていきましょう。

まずはステップ1。「食べる瞑想」です。食べる瞑想とは、食べ物を実際に食べながら行う瞑想のことです。

食べるという行為は、多くの人にとって楽しいこと。最初のステップでは食事を通じて、楽しみながら瞑想に取り組み、感覚に気づきを向けていきます。また、食事はただ楽しいだけでなく、触覚や嗅覚、味覚などの感覚が豊かに働く機会でもあります。食べることは感覚に気づきやすいチャンスでもあるということです。そのような背景があり、食べる瞑想は「楽しくて」「取り組みやすい」瞑想となっています。

食べる瞑想の方法

レーズンをじっくり眺めて、色や形などを感じる

実際に、食べる瞑想をやってみましょう。食べる瞑想にはさまざまな食べ物を使うことができますが、私のトレーニングでは、レーズンを1粒使っています。レーズンを使って「食べる瞑想」を行ってみましょう。

♥レーズンからさまざまな感覚を感じとる

レーズンを1粒、用意します。そして、それがレーズンだということはわかっているわけですが、まず、レーズンだということを忘れてください。

レーズンを、初めて見るもののように扱います。初めて見ると思うと、どんな色、どんな味なのだろうという好奇心がわいてきます。そのような状態を「ビギナーズ・マインド」といいます。これは、知識や経験にとらわれず、あらゆることに感覚を解放しているということで、マインドフルな心のもちようといえます。

レーズンであることを忘れようとしても難しいかもしれません

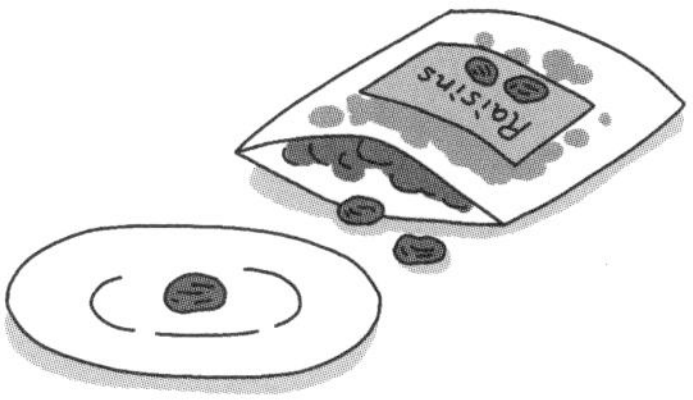

が、そのくらいの意識で、レーズンからさまざまな感覚を初々しく感じとるようにしてみてください。

♥感覚の変化に意識を向ける

準備ができたら、まずレーズンを手の平に置きましょう。そしてじっくりと眺めます。色や形などを、まじまじと見ていきましょう。普段はそんなに時間をかけてレーズンを見ないので、いざ眺めてみると「こんな形なんだ」などと、さまざまなことに気づけます。気づきはひとつだけではありません。瞬間瞬間にさまざまな感覚がわき起こってくるので、その都度、感覚の変化に意識を向けてください。

指先でつまんで表面を詳しく観察してください。30秒間ほど続けます。同じように感覚に気づきます。じっくりと眺めたら、次は指先でさわったり、転がしたりします。押したりつまんだりしてもよいでしょう。表面のベトベトした感じや、デコボコした感じが伝わってきます。「変なことをしているな」「なんの意味があるのか」といった考えが浮かんでくることがあります。考えは考えにしかすぎません。「考え」というラベルづけをするだけにして、レーズンに気づきを戻します。

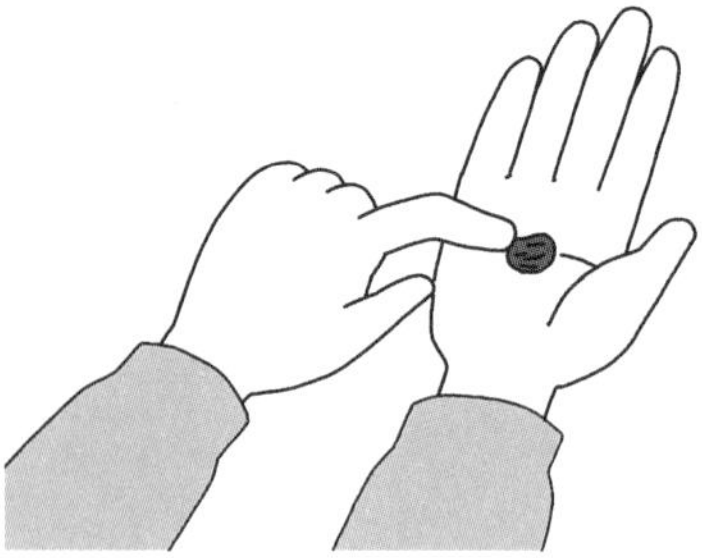

続いて、レーズンを鼻にゆっくりと近づけていきます。普段食べるときのようにサッと近づけるのではなく、腕をスローモーションのようにゆっくり動かしてください。レーズンが近づくにつれて、口の中で唾液が出てきたり、レーズンの匂いを感じられるかもしれません。一瞬一瞬、匂いが変化し、「いい匂い」といった判断が生じてきます。感覚や感情の変化を探っていきます。次はゆっくりと口に近づけていきます。レーズンが口に近づいてくると、「食べたい」という欲求がわいてくることに気づくことがあります。

いよいよ口の中に入れて、舌の上に置いてみます。唾液の感覚を探ってみます。そして、口の中でコロコロしてレーズンの表面の感覚を楽しんでみましょう。最後にはレーズンを実際に食べます。レーズンをかんで、食感や味などに気づきを向けます。味の甘さや苦さに気づいたり、「飲み込みたい」という欲求がわいたことを意識できたりします。レーズンが細かくなってきたら、ゆっくりと飲み込んで、喉を通る感覚に気づきます。

♥食べ物によって起こる感覚の変化をじっくりと感じる

本当は、普段レーズンを食べるときも、同じように味などを感じているはずです。しかし普段は、その味わいに気づきません。食べる瞑想をすると、思考や判断に邪魔されることなく、食べ物の匂いや味、食感などをありのままに感じとることができます。そして、食べ物によって自分の感覚が一瞬一瞬、変化していくことに気づきます。

普段は、パンやヨーグルトなどにレーズンが入っていても、それを見て、いい匂いだと感じたり、唾液が出たことに気づいたりすることはなく、無意識に口に入れているのではないでしょうか。食べる瞑想をすると、そういった微細な感覚や、瞬間瞬間の欲求に気づきます。ステップ1では感覚の変化をじっくりと感じるために、レーズンを手にとってから口に入れるまでの流れを、5分くらいかけてゆっくり進めてみてください。

このように、「いまこの瞬間の、ありのままの感覚に気づける状態」のことを、マインドフルな状態といいます。食べる瞑想という一種のマインドフルネス瞑想を行うことで、私たちはマインドフルな状態になることができるわけです。

どうして1粒のレーズンを使うのか

参加者は、1粒のレーズンをゆっくりと眺めたり食べたりしながら、感覚に気づきを向けるという瞑想を行います。レーズンは、日常的な食べ物です。この本の読者のほとんどが、レーズンを見たことがあるでしょう。人はレーズンを知っています。ですからレーズンを見ると、瞬間的に「これはレーズンだ」と考えてしまいます。

当たり前のようなことを書いていますが、このことをもっとくわしく考えていくと、食べる瞑想をする意味がわかります。考えを進めていきましょう。

♥人は「ありのまま」を見ていないことが多い

人がレーズンを見て瞬間的に「レーズンだ」と考えるのは、その人の判断です。これは、その瞬間の感覚を受け入れた結果ではありません。「小さいな」「シワシワだ」といった感覚でなく、頭の中に知識や経験として存在している「レーズン」と照らし合わせ、「レーズンだ」と判断しています。

私たちは、目の前のものをありのままに見ているのではなく、頭の中にあるレーズンのことを考えているのです。そしてほとんど自動的に「好きだ」「食べたい」などと考え、レーズンに手を伸ばします。もしかするとまったく新しい隕石かもしれないのに、「考えて判断する」ことでその可能性は考えなくなっているのです。

じつはこれと同じようなことが、生活のさまざまな場面で起きています。上司を見たときに「上司だ」「嫌だな」「厄介なことを言われそうだ」と思ってストレスを感じるのも、同じことです。私たちは、目の前の人をありのままに見ようとせず、一目ですぐに判断を下してしまうのです。そして、自動的にコミュニケーションをとることをやめてしまいます。

♥初めて見るもののようにレーズンを扱う

食べる瞑想を行うときには、レーズンのようによく知っている食べ物を、初めて見るもののように扱います。初めて見るようにして、色や形、匂いなどを感じ、実際に食べて味わうのです。そうして、その食べ物のありのままを感じとると、その食べ物に対する判断や先入観、固定観念などから解放されていきます。レーズンを使うのは、私たちがレーズンをよく知っていて、先入観などをもっているからです。

瞑想に何粒ものレーズンを使ってもよいのですが、1粒のほうが、そのレーズンの色や形などを感じることに集中しやすくなります。そのため、トレーニングでは1粒のレーズンを使っています。食べる量を少量にするのも、その食べ物のありのままを感じるためです。

♥よく知っている食べ物で「ありのまま」を感じる練習をする

ものを見たときに、余計な判断をせず、ありのままに感じとる。よく知っている食べ物を使って、その練習をする。それが、食べる瞑想です。

私たちは食べる瞑想をすることによって、考えることや判断することから瞬間的に解放され、いまこの瞬間の感覚に気づきを向けられるようになります。この体験が、慈悲とマインドフルネス瞑想の最初の一歩となります。

おすすめはレーズンだが、チョコやごはんでもよい

瞑想に使う食べ物はなんでもいいのですが、おすすめはやはりレーズンです。レーズンが嫌いで食べられないという人は比較的少なく、また、レーズンは見た目や味、匂い、食感などに特徴があって、感覚に意識を向けやすいからです。

それから、レーズンが小さいということもポイントになっています。私たちは食べる瞑想をすることで、たった1粒の小さいレーズンにもさまざまな味わいを感じ、「おいしい」という満足感を抱けるのだということに気づきます。そして、一つひとつの感覚に気づいているときには、「食べたい」という欲求に振り回されることなく、自分で自分をコントロールして、レーズンの味や匂いなどを楽しめるのだということもわかります。

♥レーズン以外の食べ物でも可能

このようにいくつもの理由があり、食べる瞑想にはレーズンが使いやすいのですが、レーズン以外のものを使ってもかまいません。チョコレートを使う人もいれば、ごはん粒をいくつか箸でとって眺め、ゆっくり食べるという人もいます。レーズンが手元になければ、ほかの食べ物で試してみるのもよいでしょう。

まとめ

「食べる瞑想」をやってみましょう

◆所要時間

全体で5〜7分程度

◆主な手順

レーズンを1粒用意する ⬇ レーズンを手の平に置いて眺める ⬇ 瞬間瞬間の感覚に気づきを向ける（以下、動作を進めながら同じことを繰り返す） ⬇ 指先でさわってみる ⬇ つまんで鼻や口に近づける ⬇ 口に入れてじっくり味わう

※実践の流れとして、呼吸の瞑想をしてから各ステップのテーマに取り組むという順序を紹介しましたが、初回は食べる瞑想だけを、リラックスできる環境でチャレンジしてかまいません。

◆チェックポイント

「いまこの瞬間の感覚に気づく」こと。レーズンに対する触覚や嗅覚、味覚などの変化を感じとる。身体のなにかしらの感覚に気づき、それが変化していくことに気づければOK。マインドフルネス瞑想の基本を体験できている。

実践 STEP2

「慈悲とマインドフルネス瞑想」

「呼吸の瞑想」

呼吸に気づきを向け続ける瞑想

「食べる瞑想」を行って、食べ物の形や匂い、味わいをありのままに感じとることができたでしょうか。そのような形で「いつも感じているのに、普段は気づいていない感覚」に気づくことが、瞑想の第一歩となります。

そうして感覚への気づきを重ねていくなかで、あなたは、自分のなかにいつも存在しているのに、いままでは意識してこなかった、自分自身の「やさしさ」に気づくでしょう。ぜひそれまで瞑想を続けていってください。

では、ステップ2に入りましょう。ステップ2は「呼吸の瞑想」。呼吸に気づきを向け続ける瞑想です。呼吸の瞑想にはさまざまなやり方がありますが、ここでは実践しやすい2つの方法を紹介します。「鼻の穴に意識を向ける方法」と「お腹に意識を向ける方法」です。

呼吸に気づきを向け続けるための2つの瞑想

呼吸に気づきを向け続けるための瞑想として、実践しやすい2つの方法を紹介していきます。

❶鼻の穴を通る空気の流れに意識を向ける方法（一点集中）

ひとつめは「鼻の穴に意識を向ける方法」で、呼吸をしながら、鼻の穴を空気が通るときに感じる感覚に気づきを向けます。ゆったりと座って、普通に呼吸をしてください。深呼吸や腹式呼吸など、特別な呼吸をする必要はありません。吸ったり吐いたりを意識するのではなく、なにも命令しなくてもよいです。そこに呼吸の感覚があります。そして、空気が鼻を通る感覚に意識を向けてください。息を吸うとき、吐くときに、感覚がわき起こってきます。一瞬一瞬少しずつ感覚が違います。注意深く観察を続けましょう。やがて、吸うときと吐くときの感覚の違いや、その間のわずかな「間」にも気づくでしょう。

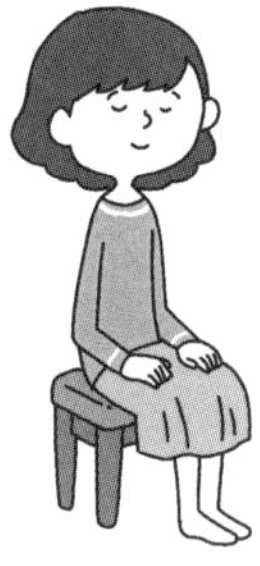

❷お腹の動きに意識を向ける方法（変化を観察する）

ふたつめは「お腹の動きに意識を向ける方法」で、やり方は基本的に同じです。ゆったりと座って、呼吸をしながら、お腹の膨らみと縮みに意識を向けます。この場合も、普通に呼吸をしましょう。腹式呼吸をしなくても、息を吸ったり吐いたりしていれば、お腹は自然に膨らんだり縮んだりします。そのときの感覚に気づいてください。「膨らみ」「縮み」と、心の中で唱えてもよいでしょう。お腹の感覚の変化を感じとっていってください。

ありのままに呼吸を観察して、そのリズムに気づきを向け、身体の感覚の変化を感じとりましょう。呼吸を落ち着かせたり、コントロールしたりする必要はありません。リラックスして、呼吸をただそこにいる自分の友人のように感じとり、「ああ、そこにいるんだね。ようこそ！」と受け入れてみましょう。

♥雑念が浮かんでも中断せず、感覚に意識を戻す

お腹の動きに意識を集中しようとしていても、ふと「自分はなにをしているんだろう」「そういえば明日は打ち合わせがあるんだ」といった雑念が浮かんでくることがあります。それは自然なことです。瞑想がうまくいっていないということではありません。安心してください。

雑念が浮かんだら、「いま考えごとをしたな」と気づいて、またお腹に意識を戻しましょう。

そうやって、呼吸する感覚に気づき、雑念に気づき、また感覚に気づきを「戻す」ということを体験してみてください。「痛み」や「かゆみ」も同じです。ただ「痛み」「かゆみ」と気づくだけにして、お腹の膨らみと縮みに気づきを戻します。慈悲とマインドフルネス瞑想に取り組むときには、そのように、感覚と思考を行ったりきたりすることが、何度もあります。雑念や判断、悩みなどの思考に気をとられながらも、また感覚に気づきを戻せるようになっていきましょう。

♥雑念を雑念だと気づきやすい

じつはステップ1の食べる瞑想でも、レーズンから意識が離れ、「お腹がすいた」などの雑念にとらわれることがあります。そのときも、感覚に意識を戻すようにしてください。ただ、食べる瞑想はさまざまな感覚に広く意識を向ける瞑想なので、感覚と思考を行ったりきたりするという体験が、最初はややわかりにくいかもしれません。

それに比べると、お腹に意識を置く瞑想はさまざまな感覚の変化を観察するので、雑念が浮かんだときにそれが雑念だと気づきやすく、感覚に意識を戻すことも、やりやすいと思います。ステップ1とステップ2を通して、ありのままの感覚を感じること、そして思考から感覚に意識を戻すことを、体験してみてください。

呼吸の瞑想は、このあとのステップでも毎回行う基本の瞑想

「食べる瞑想」と「呼吸の瞑想」は、どちらも「マインドフルネス瞑想」の一種です。「いまこの瞬間の感覚に気づきを向ける」という瞑想になります。

私はこの「マインドフルネス瞑想」と、このあとのステップ3以降に登場する「慈悲の瞑想」を組み合わせて行うことが重要だと考えています。そのやり方を「慈悲とマインドフルネス瞑想」として、みなさんに紹介していきます。

♥感覚に気づきを向けられるようになっていると慈悲の瞑想に集中しやすい

2つの瞑想を組み合わせるときには、順序としては、最初にマインドフルネス瞑想を行って感覚に気づきを向け、マインドフルな状態になってから、慈悲の瞑想に取り組むことが大切です。その順番であれば、慈悲の瞑想をするとき、慈しみの気持ちに集中しやすくなるからです。

この本ではそのような考え方から、ステップ1と2でマインドフルネス瞑想のやり方を解説しました。この2つのステップが、慈悲とマインドフルネス瞑想のベースとなります。そしてこのあとのステップ3以降では毎回基本的に、まず呼吸の瞑想を行い、続いて慈悲の瞑想を行うという形式になります。なぜ毎回、食べる瞑想ではなく、呼吸の瞑想を組み合わせ

るのかというと、食べ物が不要で、取り組みやすいからです。

ステップ2の呼吸の瞑想は、このあとの8つのステップでもベースとなる、重要な瞑想です。次のステップに進む前に何度も実践して、感覚に意識を向ける体験、思考から感覚に意識を戻す体験をしておきましょう。

凝縮版の「3分間呼吸空間法」もある

呼吸の瞑想には、短時間で実践できる「3分間呼吸空間法」という方法があります。瞑想を始めたばかりの人には難しいかもしれませんが、慣れてくれば便利な手法として活用できます。呼吸の瞑想に慣れてきたら、この方法も試してみてください。

♥呼吸の瞑想を3つの手順で行う

3分間呼吸空間法は、呼吸の瞑想を3つの手順で行うという方法です。次のような各手順を、それぞれ1分ほどで進めていきます

この方法では、お腹だけに集中するのではなく、呼吸中の全身の感覚に意識を向けます。呼吸をしながら、足のしびれなどにも気づいていきます。

①感覚に気づく　いまこの瞬間の身体の感覚に気づく。また、思考や感情など、頭に浮かんでくることにも気づく

②注意を集める　呼吸に注意を集めて、お腹の動きに気づく。一回一回の呼吸による膨らみ、縮みを観察。雑念が浮かんだら、そのことに気づいて、静かに呼吸に気づきを戻す

③注意を広げる　身体全体に意識を向け、お腹だけでなく、身体のあらゆる部分の感覚の変化に気づきを向ける。顔や肩、背中、手、足など、どこでもよいので、感覚が生じたらそれをありのままに受け入れていく

♥慣れてくると、短時間で意識を切り替えられる

３分間呼吸空間法は、先ほど紹介した基本的な呼吸の瞑想に比べると、意識を向ける対象が幅広くなっています。また、１分間に１手順という形で、テンポよく進めていく形式になります。対象が広く、時間は限られているということで、呼吸の瞑想をギュッと凝縮したようなものになっています。そのため、初心者には難しいかもしれません。

ただ、慣れてくると、この方法を使って、短時間で意識を切り替えることができるようになります。呼吸の瞑想のバリエーションとして、いずれ取り組んでみるのもよいでしょう。

まとめ

「呼吸の瞑想」をやってみましょう

◆所要時間／全体で5〜7分程度

◆主な手順

①一点集中

背中をまっすぐにして堂々とした姿勢で座る ⬇ とくに意識せず、自然に呼吸をする ⬇ 鼻の穴から入っていく空気の流れ、そこから生じてくる身体の感覚の変化に気づきを向ける

②変化を観察する

自然に呼吸する ⬇ 呼吸の感覚に注意を向ける ⬇ 息を吸って吐いているのに合わせてお腹の感覚が変化するのに気づく ⬇ 考え、感情などがわき起こってくるのを感じたら、そのことに気づく ⬇ お腹の感覚に気づきを戻す（繰り返し）

◆②のチェックポイント

「感覚への気づきと雑念の間を、行ったりきたりする」こと。雑念が浮かんだら「考えごとをした」と気づいて、また感覚に意識を戻す。「戻せている感じ」があればOK。

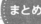

実践 STEP 3

「慈悲とマインドフルネス瞑想」

「恩人への慈悲の瞑想」

恩人に慈しみの気持ちを送る瞑想

ステップ3は「恩人への慈悲の瞑想」です。先ほど説明した通り、このステップから、マインドフルネス瞑想と慈悲の瞑想を組み合わせて、実践していきます。

慈悲の瞑想は、慈しみの心を感じる瞑想です。親しい人や自分自身などを思い浮かべ、その対象に向けて慈しみの心をもち、その気持ちを相手に送ります。自分を思い浮かべる場合には、自分自身を慈しむということになります。

そして、この先のステップ3からステップ10にかけて、思い浮かべる対象が増えていきます。ステップ3では「恩人」、ステップ4では「恩人」に加えて「好きな人」、ステップ5ではそれにさらに「自分自身」が加わるという具合です。各ステップにテーマが設定されていて、慈しむ対象が拡張していくという形になっています。各ステップのテーマは、このあとひとつずつ解説していきます。

慈悲の瞑想の基本的なやり方

恩人の瞑想について解説する前に、まずはこのステップ3からステップ10まで共通する「慈悲の瞑想」の基本的なやり方をご紹介します。次のような手順で行います。

慈悲の瞑想の手順

①呼吸の瞑想を行う（3分間呼吸空間法でもよい）
②最初に感謝や尊敬を感じている「恩人」を思い浮かべる
③その人のよいところや、してもらったことなどを思い出す
④「ありがとう」「うれしい」という感謝の気持ちがわき起こっていることに気づく
⑤その人に向けて「慈しみのフレーズ（次ページ）」を心の中で唱え、やさしく包むようなイメージをする。
⑥そのときにわき起こってくる感覚や感情、思考に気づく
⑦そしてまたフレーズに意識を戻し、相手に慈しみの気持ちを送る。相手をやさしさで包み込む
⑧フレーズを何度か繰り返したら、相手のイメージを手放す（瞑想を通

ステップ4以降は「恩人」に続いて、その回のテーマまで③～⑦を繰り返す。ステップが進むごとに対象が拡張し、この部分の繰り返しが増えていく

じて育てたやさしさなどさまざまな感情・思考・感覚に意識を向ける）

⑨ 呼吸の瞑想に戻る

⑩ 鐘の音を鳴らしたりして、瞑想を終わる

ステップ３からステップ10では、この手順を繰り返します。ただ、手順こそ同じですが、恩人を思い浮かべるときと、嫌いな人を思い浮かべるときでは、瞑想で感じることは変わってきます。テーマによって瞑想のやり方にポイントがありますので、このあとの解説をぜひ読んでみてください。

【慈しみのフレーズ】

あなたが、安全でありますように
あなたが、幸せでありますように
あなたが、健康でありますように
あなたが、安らかに暮らせますように

これは「慈しみのフレーズ」の基本的な形です。最初はこの通りに唱えてみることをおすすめしますが、瞑想を続けていくなかで、このフレーズを変えていってもかまいません。
次ページにフレーズの例をご紹介しますので、参考にしてみてください。

【慈しみのフレーズの例】

自分自身の場合は、「あなた」の箇所を「私」に変えてください。

＜安全＞
○あなたが、安全でありますように
○あなたが、安全に暮らせますように
○あなたに、危険がありませんように

＜幸福＞
○あなたが、幸せでありますように
○あなたの心が、穏やかでありますように
○あなたの願いごとが叶えられますように

＜健康＞
○あなたが、健康でありますように
○あなたが、健やかでありますように
○あなたが、痛みや病気を受け入れられますように

＜心の平安＞
○あなたが、安らかに暮らせますように
○あなたが、ありのままの自分自身を受け入れ、やさしい目で見ることができますように
○あなたの悩みや苦しみがなくなりますように
○あなたから、怒りも恐れも後悔もなくなりますように

例えば、思い浮かべた相手の名前を呼びかけて「○○さんが、幸せでありますように」と唱えてみてもよいでしょう。また、自分の気持ちにあわせて言葉を少し変え、「あの人の仕事がうまくいきますように」と唱えるのもよいと思います。大切なのは、素直に慈しみの気持ちを送ることです。そのためにフレーズを変えたいと感じたときには、その気持ちにしたがってみてください。

恩人への慈悲の瞑想の方法

素直に感謝や尊敬を感じる「恩人」をイメージする

ステップ3では、先ほどの手順にそって「恩人」を思い浮かべます。「苦しい時期に援助してくれた人」のような文字通りの恩人がいれば、その人を思い浮かべてもよいでしょう。ただ、ここでいう恩人とは、必ずしも大恩のある相手でなくてもかまいません。あなたが感謝や尊敬を感じる人を、イメージしてください。ちょっとした感謝でもけっこうです。「自分のために道を譲ってくれた人」や「落とした財布を拾ってくれた人」でもよいのです。素直に感謝や尊敬を感じられるような人を、思い浮かべてみましょう。ただし、亡くなった人は思い浮かべないでください。亡くなった人をイメージすると、後悔が生じます。「あの人に、もっとこんなふうにしたかった」という気持ちが出て、悔いや悲しみに引っぱられてしまいます。それでは、慈しみの気持ちをもてません。

♥恩人をイメージしてフレーズを唱えてみる

いまも生きている人で、素直に感謝や尊敬を感じる人。そういう人を「恩人」として思い浮かべ、その人があなたにしてくれたこと、その人が世の中のためにしてきたことなどを、思い出しましょう。そして、その人をやさしさで包み込むようにイメージして、先ほどのフレーズを心の中で唱えてみてください。

感謝や尊敬を探したり、つくり出したりしない

フレーズを唱えてみて、どんな感覚や感情がわき起こってきましたか？　あたたかい感じや、じわっとするような感覚があったでしょうか。恩人とつながっているように感じた人もいるかもしれません。もちろん、とくになにも感じなかったという人もいるでしょう。この瞑想に正解はありません。わき起こってきたことを、ありのままに感じてみてください。

♥わき上がってくることをそのまま感じる

ここで、尊敬や感謝の気持ちを無理につくり出そうとはしないでください。あたたかい気持ちを探そうとしたり、身体であたたかさを感じようとがんばらないでください。過去に尊敬や感謝を感じた思い出にひたるのも、やめましょう。尊敬や感謝を探そう、つくろうとするのではなく、わき上がってくることをそのまま感じてください。

恩人を思い浮かべると、無理なく瞑想ができる

慈悲の瞑想を最初に「恩人」から始めるのは、恩人には素直に肯定的な感情をもつことができる

からです。恩人に敵意を抱くということはなく、幸せになってほしいと素直に思えるはずです。そういう人を対象にすることで、初めての人でもやさしさを無理に探したり、つくり出したりしないで、慈悲の瞑想のやり方を一通り体験できるわけです。

♥「恩人への慈悲の瞑想」は瞑想の実感を得られやすい

瞑想というのは、始めたばかりの人にとっては、雲をつかむような取り組みです。最初は「瞑想をした」「瞑想ができた」という実感をもつことが難しく、「よくわからなかった」「失敗した」などと感じがちです。そして、実感をもてないまま、不安や戸惑いを感じて、瞑想をやめてしまう人もいます。

そのような不安や戸惑いではなく、最初に瞑想をする心地よさを感じてほしいと願って、このステップ３に「恩人への慈悲の瞑想」を設定しています。恩人を思い浮かべると、瞑想中に感謝や尊敬、やさしさを感じやすくなります。そのため、多くの場合、瞑想をすることに心地よさや、気持ちよさを感じます。それは、その人にとって瞑想の成功体験となります。

瞑想には本来、成功や失敗はありませんが、最初に心地よい体験をすることが、あなたにとって「やってよかった」という印象につながり、次の瞑想へのモチベーションになることがあるのです。瞑想を難しそうだと思っている人には、ぜひこの「恩人への慈悲の瞑想」にチャレンジしてほしいと思います。

まとめ

「恩人への慈悲の瞑想」をやってみましょう

◆所要時間

全体で7～10分程度

◆主な手順

呼吸の瞑想 ➡恩人への慈悲の瞑想

◆チェックポイント

「恩人に慈しみのフレーズを送るとき、わき起こってくる感覚や感情に気づく」こと。

「あたたかい気持ち」や「慈しみ」を探そうとしていた場合には、その考えに気づき、またフレーズに集中する。

実践 STEP4

「慈悲とマインドフルネス瞑想」
「好きな人への慈悲の瞑想」

好きな人に慈しみの気持ちを送る瞑想

ステップ４では、ステップ３に引き続き、慈悲の瞑想に取り組みます。ステップ４のテーマは「好きな人」です。今度は、あなたがあたたかい気持ち、やさしい気持ちを感じる人をイメージしてください。それがあなたの「好きな人」です。

ひとつだけ、ポイントがあります。「配偶者」や「性的な欲求を感じる相手」は選ばないでほしいということです。そういう相手に対しては、どうしても「その人といっしょにいたい」という気持ちや、その人に対する欲求が生じてきます。そうすると、「その人にこうしてほしい」という思いもわき上がってきます。そういう相手に対しては、欲求や要求がわいてしまい、それが達成されないという不満も出てくるのです。結果として、そういう人には慈しみの気持ちを向けにくくなります。最初のうちは瞑想には適さないので、さけましょう。

損得なく付き合える「好きな人」を思い浮かべる

「好きな人」としては、親友をイメージすることをおすすめしています。親友とは、少しくらいのすれ違いがあっても、親しく付き合っていけるものです。相手が親友であれば、ちょっとおかしなことを言われても、許せるでしょう。そして親友が失敗して泣いていたら、素直に慰めることができます。

♥思い浮かべたいのは、損得なく付き合える相手

親友というのは、そのように損得なく付き合える相手です。ステップ4ではそういう相手を「好きな人」として思い浮かべると、瞑想を進めやすくなります。

慈しみの気持ちは無条件に生まれるもの

慈しみの気持ちというものは、無条件に生まれるものです。ある人が自分の期待に応えてくれたらうれしい、好ましいという気持ちではありません。「その人が自分のために行動してくれなくても、

幸せになってほしい」「その人がどんな状況にあっても、幸せであってほしい」と素直に願える。それが慈しみの気持ちです。

♥子どもに対しては、慈しみの気持ちをイメージしやすい

そういう意味では、子どものいる人は、慈しみの気持ちをイメージしやすいかもしれません。子どもに対しては、その子がどんな人生を歩むにしても、幸せであってほしいと願う人が多いでしょう。そのような無条件のあたたかい気持ちが、慈しみの気持ちなのです。

ただし、子育てをしていると、「こんなふうに育ってほしい」という期待をもってしまい、子どもがその期待に応えてくれないことに、不満を抱くこともあるでしょう。不満が多い場合には、慈しみの気持ちをすぐにイメージすることは難しいかもしれません。

準備ができたら「恩人」「好きな人」の順で瞑想を行う

「好きな人」をイメージすることができたら、瞑想の実践に入っていきましょう。

ステップ４では、最初に呼吸の瞑想を行い、次にステップ３の恩人への慈悲の瞑想を行って、恩人に慈しみの気持ちを送ります。ステップ３ではそこで恩人のイメージを手放して瞑想を終わりま

すが、ステップ4では、その後も瞑想を続けます。恩人に慈しみの気持ちを送ったら、次に「好きな人」を思い浮かべましょう。そして恩人への瞑想と同じように、その人のよいところを思い出していきます。

♥やさしさで包み込むようなイメージを思い浮かべて、フレーズを唱える

好きな人の姿を頭の中で思い浮かべたり、名前を心の中で唱えてみましょう。その人が自分の前に笑顔でいるところや、いっしょに話しているところ、その人と好きな場所にいるところを思い描いてみるのもおすすめです。その人を好きになってよかったと感じるのは、どんなところでしょうか。イメージしてみてください。

好きな人への感覚や感情を感じながら、その人をやさしさで包み込むようなイメージを思い浮かべて、慈しみのフレーズを心の中で唱えましょう。

気持ちが雑念へとさまようこともあるかもしれません。そのときは雑念に気づいて、意識をまたフレーズに戻してください。フレーズを何度か繰り返したら、好きな人のイメージを手放し、自分の呼吸や心、やさしさに意識を向けて、瞑想を終わります。

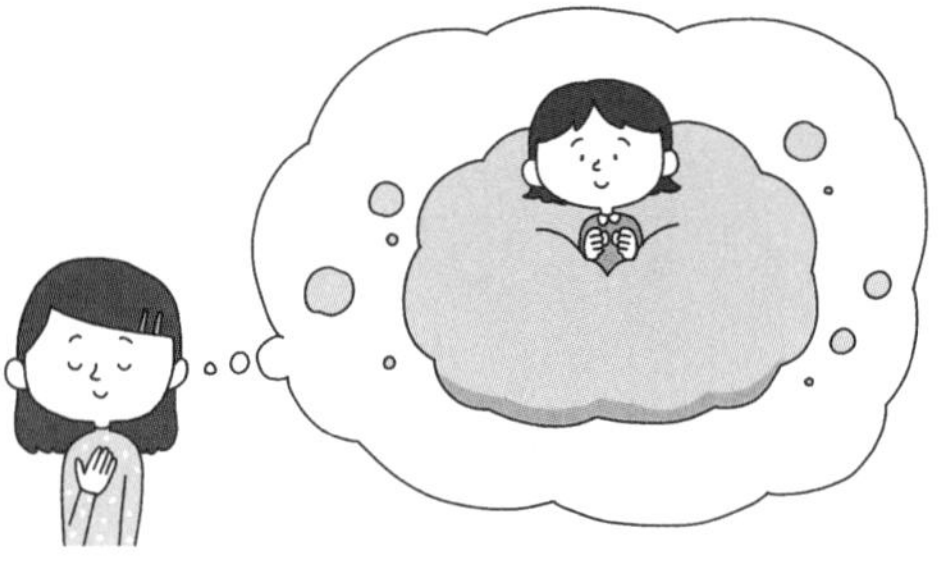

まとめ

「好きな人への慈悲の瞑想」をやってみましょう

◆所要時間

全体で10分程度

◆主な手順

呼吸の瞑想 ⬇恩人への慈悲の瞑想 ⬇好きな人への慈悲の瞑想

◆チェックポイント

「好きな人の幸せを願い、その願いが満たされるイメージをもつ」こと。相手に対して要求や欲求を感じる場合には、対象を変えたほうがよいかもしれない。

実践 STEP5

「慈悲とマインドフルネス瞑想」

「自分自身への慈悲の瞑想」

自分自身に慈しみの気持ちを送る瞑想

ステップ5では、「自分自身」に対して慈悲の瞑想を行います。やり方は、ステップ3や4と基本的に同じです。最初に呼吸の瞑想を行い、次に恩人への慈悲の瞑想、好きな人への慈悲の瞑想を行って、そのあとに自分自身への慈悲の瞑想に取り組みます。

ステップ5でポイントになるのは、恩人や好きな人を思い浮かべるときと違って、自分自身を思い浮かべると、ネガティブな気持ちを感じる場合もあるということです。

恩人や好きな人に慈しみをもつことは、それほど難しくありません。幸せになってほしいと素直に願うことができます。しかし、自分自身の幸せを願おうとすると、「自分が本当に幸せになれるのだろうか」「この調子で幸せになれるはずがない」などと感じてしまう場合があります。自分自身に対して慈しみをもつことは、意外に難しいのです。

自分自身への慈悲の瞑想の方法

自分自身を慈しむことは、意外に難しい

もちろん人にもよりますが、私たちには自分自身をやや厳しい目で見ているようなところがあり、自分自身を慈しむことは、意外に難しいものです。そこで、恩人や好きな人を見ているときのような感覚で自分自身を見ることに取り組みます。

♥自分自身を思いやるための瞑想

私たちはいつも「自分はもっと成長できる」「失敗してはいけない」「気を抜かずにがんばらなければ」などと考えて、自分を鼓舞しようとしがちです。自分自身を思いやること、自分にやさしくすることを、あまりうまくできていないことが多いのです。

そこで、このステップ5では、恩人や好きな人を見ているときのような感覚で、自分自身を見ることに取り組みます。そのために、恩人への瞑想、好きな人への瞑想に続いて、自分自身への瞑想を行います。

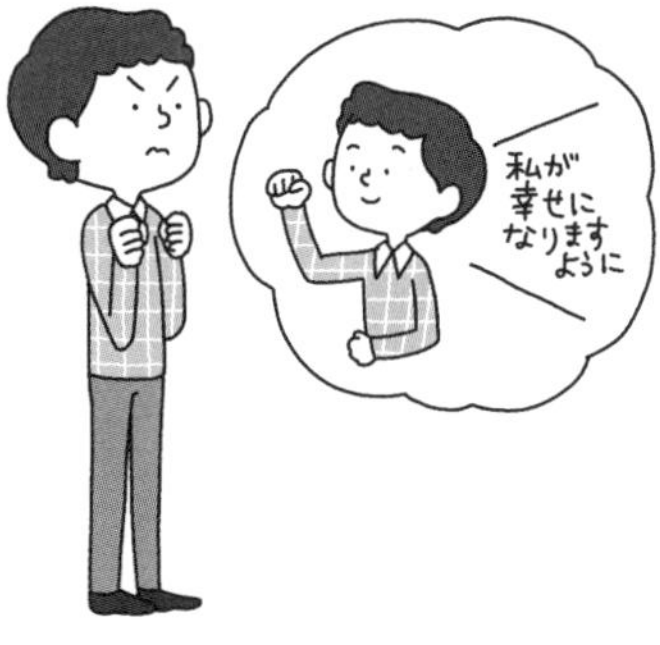

自分に対しては、批判的な思考になりやすい

呼吸の瞑想を行い、恩人への慈悲の瞑想、好きな人への慈悲の瞑想を行うと、あなたは素直に慈しみの気持ちをもてる状態になっていきます。これを仮に「慈しみの気持ちをもった自分自身」と呼んでみましょう。

ステップ5では、この状態になることがポイントになります。恩人や好きな人を思うことによって、慈しみの気持ちをもてるようになる。その流れのまま、自分自身にも同じ気持ちを向け、フレーズを唱えていきます。

♥最初は雑念に気をとられてしまいがち

最初は、自分自身を思い浮かべた途端に、いろいろな考えが浮かんでくるでしょう。それは多くの場合、批判的な思考です。「自分のことを、恩人や好きな人のようには好きになれない」「自分はそんなにすごい人間じゃない」といった気持ちが生じてくるものです。そして「こんなことを考えていてはダメだ」「瞑想に集中しなければ」などと感じます。フレーズを唱えようとしても、雑念に気をとられてしまい、それまでのように瞑想を進められないことに戸惑い、苦しむことがありますが、それは自然なことです。

批判的になっても気にせず、瞑想を続けていく

恩人や好きな人への慈悲の瞑想でせっかく「慈しみの気持ちをもった自分自身」を感じることができたのに、自分にその気持ちを向けようとすると、うまくいかない。そのせいで、落ち込んでしまうかもしれません。しかし、それは多くの人がたどる道です。落胆することはありません。

♥批判的な思考がわき起こっても瞑想を続ける

批判的な思考をおさえようとせず、瞑想を続けていきましょう。「自分はダメだ」「幸せにはなれない」「自分には価値がない」などと感じたら、「ダメダメ思考さん、こんにちは」とやさしく受け入れて、「そこにいていいよ」と放っておきましょう。次の瞬間には考えは消えていきます。そして慈しみをもった自分自身からフレーズを唱え、自分をやさしさで包み込んでいきます。親しい友人のように、自分自身にやさしい言葉をかけてみましょう。

そのまま瞑想を続けていると、自分に対する見方が徐々に変わっていきます。穏やかな気持ちで自分を見られるようになり、批判的な思考が浮かんできても「〜だと思ったな」という程度に受け入れて、傷ついた自分を癒し、前向きな気持ちを感じられるようになります。

♥すべての人に幸せになる価値がある

自分にもよいことをしたときや、誰かのために寛大であったとき、なにかに貢献したときがあったことを思い出してみてください。バスの運転手に「ありがとう」と言ったことなど、些細なことでかまいません。自分の好きなところ、やってみて良かったこと、感謝されたこと、自分自身で認めている能力があれば、それも思い浮かべましょう。

なにも思い浮かばなくても大丈夫です。そのときには、自分自身がもっている「幸せになりたい」という願いについて、考えてみましょう。その願いは純粋なもので、誰もがもっています。あらゆる生命が一生懸命生きていて、幸せになろうとしています。恩人や好きな人と同じように、あなたも幸せになりたいと願っています。そして、すべての人に幸せになる価値があります。そのことを思い出していきましょう。

どうしてもネガティブになってしまう場合には

もしも、自分自身にどうしても慈しみの気持ちをもてず、意識がネガティブな方向に向くようになってしまったら、呼吸の瞑想や恩人への慈悲の瞑想に戻りましょう。そうすることで、感覚に集中できる状態、慈しみの気持ちをもてる状態になり、落ち着いていきます。

♥強烈な記憶を思い出して、慈しみが向けられなくなることもある

自分自身を思い描こうとすると、「ひどい目にあって会社をやめたときの自分」や「なにもかも嫌になって自殺を考えていた自分」などが浮かんできて、その頃のつらさに引っぱられてしまうこともあります。その場合、自分に慈しみを向けようとしても、当時の自分への批判的な気持ちが強くなり、「失敗した自分」「自分を責める自分」などへ意識がシフトしてしまうものです。そしてそんな自分を「瞑想で救いたい」と思ったり、いっぽうで「瞑想で救えるはずがない」と感じたりして、混乱します。そのままでは意識がどんどんネガティブになってしまい、やがて慈悲が感じられない状態になっていきます。

そのような強烈な経験には、時間をかけて取り組んでいくことをおすすめします。最後のステップまで進んで、瞑想をすることに慣れてきたら、そのようなテーマに向き合う力もついているかもしれません。

自分にあったフレーズに変えてみるのもよい

このステップ5くらいから、フレーズがしっくりこないという感覚をもつ人もいるかもしれません。フレーズに違和感を覚えたら、変えるのもよいでしょう。このステップでよくあるのが、自分に対して「私が、幸せでありますように」と唱えると、抵抗を感じてしまうというパターンです。

日頃、うまくいかないことが多く、「自分は幸せになんてなれない」と思っている人の場合、そんな自分に慈しみのフレーズを向けることが、なかなか難しいのです。

♥繰り返し慈しみのフレーズを送っているうちに変化していく

しっくりくる慈しみのフレーズを選ぶことも重要です。フレーズを選ぶとき、「困っている自分」や「悩んでいる自分」を思い浮かべるようにしてみてください。そういう姿をイメージすると、慈しみの気持ちを向けやすくなります。もっと具体的に、「昨日の失敗を悔やんでいる自分」や「今日起きた出来事で、嫌な思いをした自分」を思ってみてもよいでしょう。

その場合には、「私が、ちょっとだけ幸せになりますように」というふうに唱えてもかまいません。自分が「これなら素直に唱えられる」と感じるフレーズに変えてみてください。「今日1日は幸せでありますように」や「この仕事がうまくいきますように」でもよいでしょう。自分自身を思いやろうとしたとき、自然にわき上がってくる気持ちをフレーズにしてみてください。自分に慈しみのフレーズを繰り返し送っていると、自分をネガティブに判断したり、自分自身でいることに罪悪感を抱いたりすることが、徐々に減っていきます。批判的な思考がわき上がってきても振り回されず、瞑想を続けてみてください。

まとめ

「自分自身への慈悲の瞑想」をやってみましょう

◆所要時間

全体で10〜15分程度

◆主な手順

呼吸の瞑想 ⬇ 恩人への慈悲の瞑想 ⬇ 好きな人への慈悲の瞑想 ⬇ 自分自身への慈悲の瞑想（⬇ ネガティブになってきたら、呼吸の瞑想に戻る）

◆チェックポイント

「慈しみの気持ちをもった自分自身」からフレーズを唱えること。その状態の自分から、恩人や好きな人を思うようにして、自分自身に慈しみの気持ちを送る。自分を批判的に感じることがあっても、また慈しみの気持ちで心を満たせるようになっていく。

実践 STEP6

「慈悲とマインドフルネス瞑想」

「中性の人への慈悲の瞑想」

ニュートラルな存在の人に慈しみの気持ちを送る瞑想

ステップ6のテーマは「中性の人」です。これまでの恩人や好きな人、自分自身と比べると、ちょっとイメージしにくいテーマになっています。

このテーマはもともと英語圏で「Neutral Person」と表現されているものを、日本語に訳したものです。「自分にとってニュートラルな存在」と考えると、少しイメージしやすくなるかもしれません。

ニュートラルとはどういうことかというと、自分にとってポジティブでもネガティブでもない存在ということです。快でも不快でもない、というふうに考えてもよいでしょう。

例えば「郵便配達の人」「通りすがりの人」などを、中性の人だと考えます。そういう人たちについて、私たちは日頃、あまり考えをめぐらせません。そういう人の幸せについて考えてみたり、その人の幸せを願ったりは、あまりしないものです。

中性の人への慈悲の瞑想の方法

慈しみの気持ちを、より広い範囲の人に向ける

これまでのステップでは恩人、好きな人、自分自身と、すべて自分にとって身近な存在を対象として、慈悲の瞑想を行ってきました。このステップ6ではそれを大きく拡張し、日頃あまり考えていない人のことを考え、その人も幸せであるように、と願うことに取り組んでいきます。

♥慈しみの気持ちが広がると、自分自身への慈しみも深くなっていく

無関係な人のことを考えるというと、あまり意味がないように感じられるかもしれませんが、じつはこれは、非常に重要なステップです。

なぜかというと、通りすがりの人も自分や自分の好きな人と同じように、人生に苦労し、そのなかで幸せを願って生活しているのだということを思うと、慈しみの気持ちが広がり、自分自身に対する慈しみも深くなっていくからです。

それはこのステップ6でも、次のステップ7や8でも同様です。ステップを進むごとに、慈しみを向ける対象が拡張していきます。それとともに、あなたは自分自身のなかにあるやさしさの強さに気づき、自分に対しても人に対しても、慈しみの気持ちをより強く感じられるようになっていきます。

顔や名前がよくわからない人の幸せを願う

具体的な手順としては、呼吸の瞑想、恩人、好きな人、自分自身への慈悲の瞑想を順番に行い、そのあとに中性の人への慈悲の瞑想に取り組みます。

♥思い出せる範囲でイメージしてみる

今日すれ違った人や、コンビニのレジの人などを思い浮かべます。顔がはっきりとイメージできなくても、問題ありません。ぼんやりとしたイメージでけっこうです。名前もわからなくて、大丈夫です。思い出せる範囲でイメージしましょう。

その人はどんな人なのか、どんなことがしたいのだろうかなどと、思いをめぐらせてみてください。そして、好きな人の幸せを願うのと同じように、中性の人の幸せを願います。「慈しみをもった自分自身」が願います。抽象的な願いでかまいません。フレーズを唱えながら、その人が幸せでありますように、その人の仕事がうまくいきますようにと、願ってみてください。慣れてきたら、テレビに出てくる中性の人やスポーツの観客席にいる人たちを対象にしてもよいです。周囲には大勢の中性の人がいます。

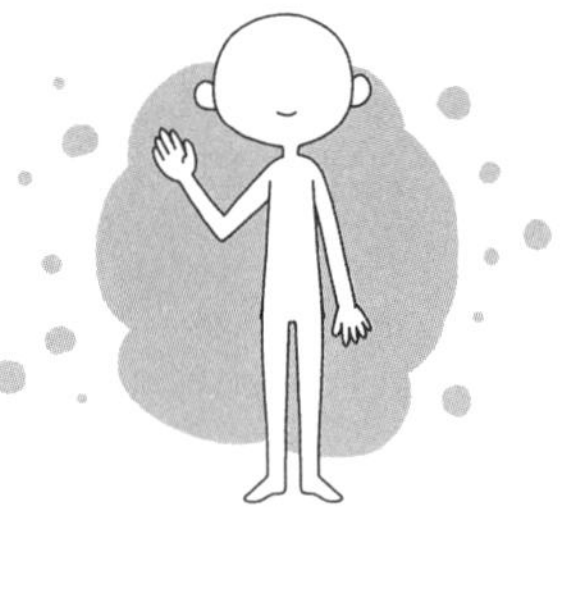

中性の人への「つながり感」が出てくる

中性の人の幸せを願うと、自分自身とその中性の人の共通点に気づき、「つながり感」が出てきます。日頃、自分はいつもひとりでがんばっているのだと感じている人は、中性の人への瞑想を通じて、「あの人もがんばっているんだ」と感じられるでしょう。このステップ6では、そうしてあたたかい感情を拡張していくことができます。

おそらくみなさんは、自分と自分の好きな人たちとの間に、つながりを感じているのではないでしょうか。しかし、親しい人たちとの間には安心感を抱くことができても、それはどうしても、限定的なつながりになってしまいます。それ以外の人たちとの間には、親しみや安らぎは、なかなか感じられないものです。

♥より多くの人に慈しみをもてるようになると、安心感も大きく広がる

ステップ6で中性の人の幸せを願うと、その感覚が広がっていきます。自分たちだけではなく、あの人もがんばっていて、あの人も幸せを願っているのだと感じられます。そう感じられるようになると、より多くの人に慈しみをもてるようになり、安心感もまた、大きく広がっていきます。慈しみの気持ちが、ここで大きく拡張していくのです。

まとめ

「中性の人への慈悲の瞑想」をやってみましょう

◆所要時間

全体で10〜15分程度

◆主な手順

呼吸の瞑想 ⬇恩人への慈悲の瞑想 ⬇好きな人への慈悲の瞑想 ⬇自分自身への慈悲の瞑想 ⬇中性の人への慈悲の瞑想

◆チェックポイント

「自分や自分の好きな人と同じように、中性の人も幸せを願っているのだという、共通性に気づく」こと。つながり感を感じられるようになっていくのが目安に。

実践 STEP7

「慈悲とマインドフルネス瞑想」

「歩く慈悲の瞑想」

歩きながらすれ違う人に慈しみの気持ちを送る瞑想

ステップ7も引き続き慈悲の瞑想ですが、ここではスタイルが少し変わります。ステップ7のテーマは「歩く慈悲の瞑想」です。

もともと瞑想には、「歩く瞑想」というマインドフルネス瞑想があります。これは、ゆっくりと歩きながら、足の感覚の変化に意識を向け、さまざまな感覚に気づいていくという瞑想です。瞑想の解説書によく出ているので、知っているという人もいるかもしれません。

このステップ7で実践するのは、そのような歩く瞑想ではなく、歩きながら慈しみの気持ちを送るという、歩く慈悲の瞑想です。

歩きながら、慈悲の瞑想を行う

ステップ6まで進んで、中性の人にも慈しみの気持ちをある程度送れるようになってきたら、それを、外出先で歩きながら実践していきます。

「歩きながら瞑想」というイメージがつかみにくいかもしれませんが、実践の内容は座って瞑想をするときと、基本的には同じです。楽な姿勢でゆっくりと前を見ながら歩き、自分自身や目の前の人の幸せを願って、心の中でフレーズを唱えます。なお、座って行う瞑想では目を開けていても閉じていてもよいのですが、歩く瞑想は目を開けていないと危険なので、必ず目を開いて行ってください。

♥歩き方は普段と同じで、慈しみのフレーズを唱える

みなさんは日頃、なにか考えごとをしながら歩いたり、見えた風景やすれ違った人のことを感じながら歩いたりしていると思います。そのかわりに、慈悲の瞑想を行うというイメージで

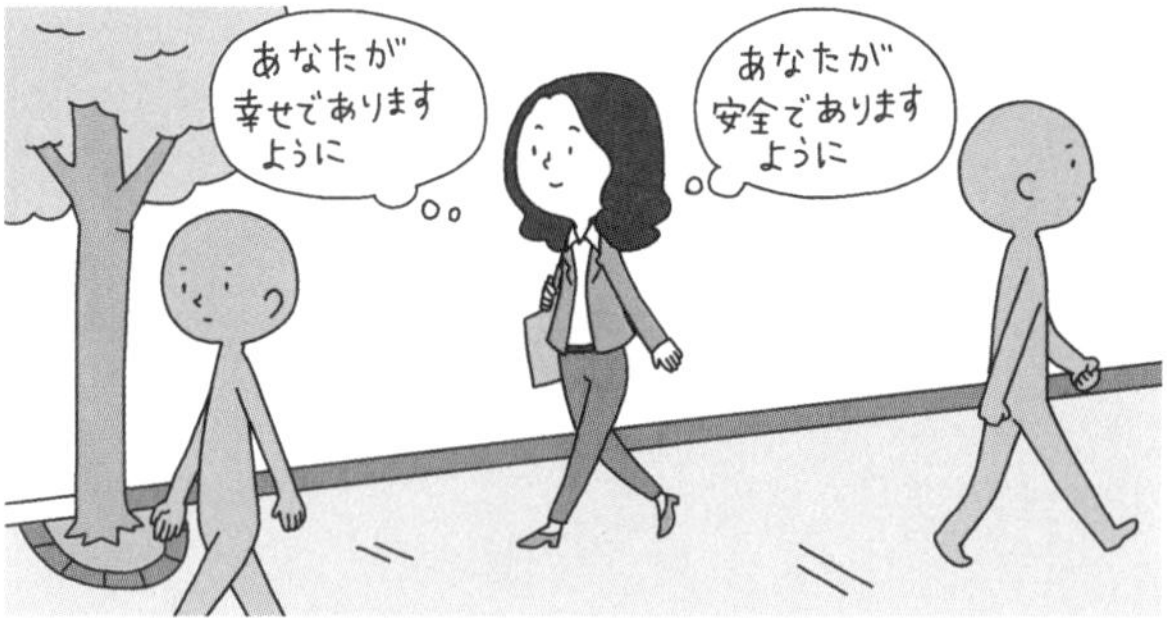
あなたが
幸せでありますように
あなたが
安全でありますように

す。散歩のときは、できるだけゆっくりと歩くと、さまざまな感覚に気づくことができます。通勤中なら、少しだけゆっくり歩いてみましょう。右足、左足と足を運びながら足の裏の感覚の変化に気づくことから始めます。そして、考えごとをするのではなく、慈しみのフレーズを唱えてみてください。

すれ違う「中性の人」たちの幸せを願う

これまでのステップと同じように、座って呼吸の瞑想を行い、それから歩き出して恩人、好きな人、自分自身、中性の人という順番で慈悲の瞑想を進めてもよいのですが、この段階では瞑想に慣れてきているので、手順を少し省略しましょう。

外出先で偶然、恩人や好きな人とすれ違うこともありますが、それは本当に偶然です。外出先に存在するのは基本的に、自分自身と中性の人たちでしょう。そこで、歩く慈悲の瞑想では自分自身への瞑想と、中性の人への瞑想を行っていきます。

♥まずは自分自身に慈しみのフレーズを送る

まずは歩きながら、自分自身の幸せを願い、「私が、幸せでありますように」というフレーズを送ることに取り組んでみましょう。

まず、自分自身に慈しみの気持ちを向けながら、歩いてみてください。目に入ってくるさまざまな情景、鼻から入ってくる空気の流れ、足の動きや足の裏の感覚にも気づくと思います。瞑想に慣れてきたみなさんなら、歩くことで生じてくる感覚に気づきながら慈悲の瞑想をすることができると思います。

❤中性の人が現れたら、慈しみのフレーズを唱える

自分自身への慈悲の瞑想を続けながら、ゆっくりと歩いていきましょう。そして、歩いているうちに見知らぬ人が現れたら、その中性の人に対して慈悲の瞑想を行ってみてください。「慈しみをもった自分自身」がその人の幸せを願い、フレーズを唱えます。「あなたが安全に目的地につけますように」「あなたが今日1日無事にすごせますように」といったフレーズがあります。瞑想をしている間、相手をじっと見続けないようにしましょう。あまり長く見ていると、相手に不信感を抱かれてしまうことがあります。そうならないように、普段歩いているときと同様に、視線を前へ向けて、歩きながら瞑想をしてください。

フレーズを唱えているうちに、自分もその人も移動して、相手が目の前からいなくなることもあるでしょう。それでも変わらずに4つはフレーズを唱え、その人をやさしさで包み込むようなイメージを思い描いてみてください。難しければ、フレーズを2つくらいに減らし

て、短縮版にしてもかまいません。

つねに慈しみをもって、歩いている状態に

自分自身への瞑想と、中性の人への瞑想を交互に繰り返しながら、歩いていきます。誰かとすれ違ったら、その人の幸せを願い、それが終わったらまた自分自身への瞑想に戻る。それを繰り返します。

♥歩く慈悲の瞑想は、つねに慈しみの気持ちをもつための大事なステップ

ステップ６で中性の人への瞑想を体験したことで、ステップ７ではすれ違うさまざまな人たちに対して、慈しみの気持ちをもつことができるようになっていきます。ステップをひとつずつ進めていくことで、ここで歩く慈悲の瞑想をすることができるのです。

慈悲とマインドフルネス瞑想に取り組むと、このような形で、あなたはつねに慈しみの気持ちをもち、それを発することができるようになっていきます。歩く慈悲の瞑想は、そのための大事なステップになっています。

短時間でも実践できるが、その分、忙しい

歩く慈悲の瞑想は、これまでの慈悲の瞑想に比べて、短時間でも実践できるものになっています。慣れてくれれば、街を10分程度歩くうちに、何人もの人に慈しみの気持ちを送ることができるでしょう。

瞑想のために散歩をするのもよいのですが、わざわざ時間をとらなくても、出勤などのための移動中にも、瞑想をすることができます。出勤中にすれ違う人、列で並んでいる人たちに、「あの人が、幸せでありますように」「無事に会社に着きますように」「仕事がうまくいきますように」などと唱えながら、慈しみの気持ちを送ってみてください。わずかな時間でも、慈しみをもち、あたたかさを感じることができます。

♥身体を動かしている分、歩く慈悲の瞑想では感じるものが多くなる

ステップ6までは座って行う瞑想だったので、このステップ7の歩く慈悲の瞑想を行うと、動きが入って刺激的になります。それまでの瞑想よりも、やる気や活気が出やすいという人もいるでしょう。

活気が出る分、歩く慈悲の瞑想は、それまでの瞑想よりも忙しいものにもなります。つねに身体を動かしているので、自分自身や中性の人の幸せを願いながら、同時に、身体にさま

ざまな感覚が生じてくることを感じます。身体が軽くなるような感じがあったり、ホワッとした感覚があったりする人もいるでしょう。言語化できない感じもあるかもしれません。また、考えごとをする瞬間もあると思います。

歩く慈悲の瞑想では、感じるものが多くなります。そのため、ステップ1から6までを体験せずに、いきなり歩く慈悲の瞑想を行うと、たいていの場合、混乱します。自分がなにを感じているのか、よくわからなくなってしまうのです。瞑想にある程度、慣れてから、このステップに入るようにしましょう。

歩く慈悲の瞑想は、日時を決めて実践するとよい

「歩く慈悲の瞑想は忙しい」というと、「では、余裕をもって移動できるときに、ゆっくりと取り組もう」と考える人もいるかもしれません。しかし、そう考えていると、瞑想する機会をつくれなくなりがちです。忙しい現代人には、じっくり瞑想しながら移動する時間というのは、なかなか訪れないものです。

「いつかやってみよう」と考えるのではなく、歩く慈悲の瞑想をする日時を決めてみてください。いつもよりも少し早めに出勤できる日はありませんか？　もしあれば、その日に瞑想を予定してみ

ましょう。瞑想だからといって、特別にゆっくりと歩く必要はありません。出勤の道のりのどこか10分程度を、瞑想に当ててみてください。その10分間は少しゆっくりと歩いて、自分自身や中性の人に慈しみの気持ちを送ってみましょう。

♥ずっと歩き続けていなくてもいい

そうして予定した日に、もしも時間的な余裕があれば、景色のよいところで立ち止まり、その美しさ、さわやかさなどを感じながら瞑想をすることも、おすすめします。歩く慈悲の瞑想は、ずっと歩き続けていなくてもよいものです。例えば公園のベンチに座って、風景の美しさを感じながら、目の前を通り過ぎていく人たちに向けて、慈しみを送るというのも、よいでしょう。

自然の美しさをマインドフルに受け入れる心地よさを感じながら、いつも慈しみをもって、自分や人の幸せを願うようにする。そんな体験を、歩く慈悲の瞑想を通じて、味わってほしいと思います。

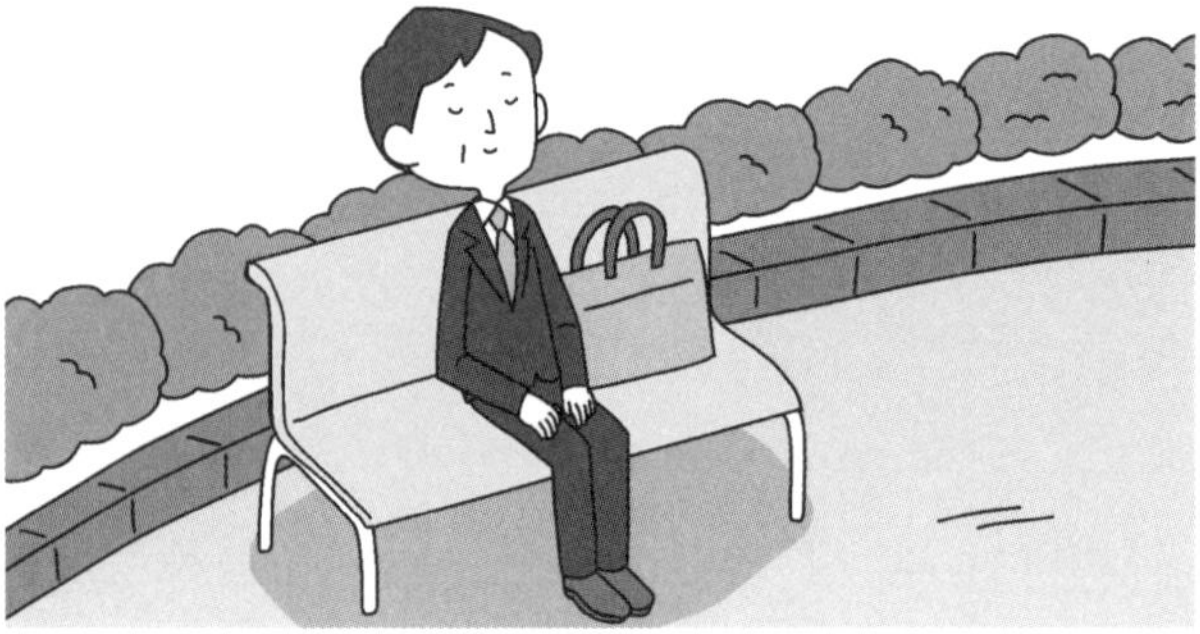

まとめ

「歩く慈悲の瞑想」をやってみましょう

◆所要時間

全体で10〜20分程度

◆主な手順

歩きながら自分自身への慈悲の瞑想 ⬇ 歩きながら中性の人への慈悲の瞑想

◆チェックポイント

歩きながら「自分自身や中性の人に対して、慈しみの気持ちを送る」こと。風景を見て自然環境に慈しみを感じるのもよい。思考や感覚に振り回されて慈しみの気持ちに集中できないときは、少し前のステップに戻る。

実践
STEP8

「慈悲とマインドフルネス瞑想」
「嫌いな人への慈悲の瞑想」

苦手な人や嫌いな人に慈しみの気持ちを送る瞑想

ステップ8では、また座って行う瞑想に戻ります。ステップ8のテーマは、「嫌いな人」です。これまでは、ポジティブな感情を向けやすい相手や、ポジティブでもネガティブでもない「中性の人」などを対象としてきましたが、このステップ8では、ネガティブな印象の人を対象とします。そのため、このステップの瞑想はほかのステップに比べて、やや難しくなります。

瞑想に慣れてきていても、ステップ8の実践に取り組むとうまくいかず、苦しく感じることがあるかもしれません。そのときには呼吸の瞑想や好きな人への慈悲の瞑想、自分自身への慈悲の瞑想に戻って、慈しみの気持ちを感じやすい状態に自分を戻してください。

嫌いな人への慈悲の瞑想の方法

最初は「ややネガティブ」な人から始める

テーマは「嫌いな人」ですが、最初からすごく嫌いな人に取り組むのは難しいので、まずは「ややネガティブな感情を感じる相手」を思い浮かべましょう。といっても、ここまでステップを進めてきた人は、すでにそれを経験しているかもしれません。

♥ネガティブな印象の中性の人にも、すでに慈しみの気持ちを送っている

ステップ6や7で中性の人への瞑想を行ったとき、あなたはポジティブでもネガティブでもない人を思い浮かべたわけですが、おそらくそのなかには、中性とはいえ、ややポジティブな印象の人や、ややネガティブな印象の人もいたのではないでしょうか。

すれ違う人に無作為に慈しみの気持ちを送っていると、普段はやや苦手だと感じるようなタイプの人に対しても、慈しみをもてるようになっていきます。そのような経験をしたときに、あなたはすでに「ややネガティブな感情を感じる相手」に対して、慈悲の瞑想をすることができているのです。もしかすると、自分自身もネガティブな対象だったかもしれません。

ステップ8ではそのようなやり方に、もう少し集中して取り組んでいきます。

苦手な人と、その人の行動を分けて考える

では実際に、「ややネガティブな感情を感じるけど、少しよいところも思い浮かぶ相手」を思い浮かべてみましょう。「ややネガティブ」というのがイメージしにくければ、「やや嫌いな人」や「ちょっと苦手な人」でもかまいません。

準備ができたら、ステップ6までと同じように、呼吸の瞑想から始めて恩人、好きな人、自分自身、中性の人への慈悲の瞑想を行い、その次に「ややネガティブ」な人への慈悲の瞑想に取り組んでいきます。

♥嫌なところは意識せず、できるだけ好ましいところを思い浮かべる

ポイントは、その人の顔や声などのイメージと、その人が過去にした嫌な行動を分けて考えることとです。不快に感じた出来事や、その人の苦手な特性は、ひとまず置いておきましょう。その人の間違った行動を認めたり、許したりする必要はありません。

嫌だったところは意識しないで、もしできれば、その人の好ましいところを思い浮かべてみてください。好ましいところがイメージしにくいという場合には、その人も幸せを願って生きているひとりの人間であることを思い出してみます。また、自分が間違いを犯すのと同じように、その人もよく知らずに間違いを犯し、人を傷つけることがあるのだと意識してみ

てください。そして、「慈しみをもった自分自身」がフレーズを繰り返し、嫌いな人をやさしさで包み込みます。

【嫌いな人への慈しみのフレーズの例】

あなたが、健康で、安らかで、幸せでありますように
あなたが、愛情とやさしさで満たされますように
あなたから、嫉妬や怒り、嫌悪の原因がなくなりますように
あなたが、穏やかにリラックスして話すことができますように

♥誰もが間違いを犯すものだと考えていく

その人は、なにか良くないことをしたり、間違いを犯したりしたのかもしれません。あなたがそれを嫌だと思うのは自由です。そのことを許したり、認めたりする必要はないですが、その人もあなたと同じように、急いだり焦ったりして、自己中心的になってしまい、間違いを犯したのかもしれません。

人間は誰しも、完璧ではありません。英語ではそれをインパーフェクションといいます。人間はときに、しなくてもよいことをして、間違いを犯します。しかし、それは精一杯がん

ばった結果なのかもしれません。あなたが一生懸命がんばっても、失敗してしまうことがあるのと同じです。

そんなふうに、やや嫌いな相手や、ちょっと苦手な相手の心境を思ってみましょう。そうすると、その人が間違うのはわざとではないと感じるようになったり、嫌いな部分を「まあ、いいか」と思えるようになったり、できれば間違った行動をしないで、幸せになってほしいと願えるようになったりします。

♥嫌いな人や苦手な人を好きになる必要はない

嫌いな人の幸せを願うとき、あなた自身の価値観を変える必要はありません。嫌いな人や苦手な人を、好きになる必要はないのです。そうではなく、その人のありのまま、すなわちよいところも悪いところも理解して、受け入れましょう。その人にも自分と共通することがあるのだとわかり、その人も自分と同じように幸せを願っているのだと感じて、相手の幸せを願うことができるはずです。親しい友人と同じように、嫌いな人にやさしい言葉をかけてみるのです。

嫌いな人に対して、すぐに慈しみを感じるようにはならないかもしれません。慈しみを感じるというよりは、慈しみの気持ちを培うようなイメージで、じっくりと取り組んでみてください。そして、そのときにわき上がってくる感覚を受け入れていきましょう。

嫌なところをやり過ごせるようになる

苦手な人を苦手だと思い、その人に「もっとこうなってほしい」と願っているときは、相手が期待に応えてくれないことにイライラして、怒りを感じるものです。その人のよくないところに注目し、それをどうにかしたいと思って、イライラしています。

しかし、瞑想を続けているうちに、「あの人も、イライラせずに幸せであってほしい」という慈しみをもてるようになっていくと、「あの人は嫌だ」「どうにかしてほしい」と感じることがあっても、その思いにとらわれず、やり過ごせるようになっていきます。

♥嫌いという気持ちに支配されることが減っていく

「嫌いだ」という気持ちが、なくなるわけではありません。しかし、そういう気持ちに支配されることは減っていきます。「嫌いだ」というよりは、「また変なことをしている」というくらいの感じ方になっていくのです。

それはちょうど、親友を見るような感覚です。親友であれば、間違ったことをしたり、自分をイライラさせるようなことをしてきたりしても、「嫌だな」とは思いながらも、それほど気にせず、「こんなことをしていないで、幸せであってほしい」と思えるものです。ちょうどそれと同じような感じで、苦手な人の嫌な部分もやり過ごせるようになっていきます。

♥肩に力を入れずに付き合えるように

苦手な相手がイライラしていると、自分もイライラして、お互いに表情がくもってくるものです。そして会話が減り、お互いにさけるようになったりします。瞑想を続けていると、そういう悪循環が解消していきます。

相手は変わらなくても、自分が相手に対してイライラしたり、過剰にさけたりするようなことは減ります。「またあんなことをしているな」という程度に感じて、「あの行いをせずにすみますように」と慈しみの気持ちを送れば、肩に力を入れずに付き合えるようになっていきます。郵便配達の人のような、中性の人とやりとりをするような感じで、苦手な人ともやりとりをできるようになっていくのです。

♥ちょっとした印象の変化でも、大きな違いになっていく

苦手だ、嫌いだと思う相手を、好きになるわけではありません。そのような価値観の変化は起こりませんが、相手に対してムカつくことは減るでしょう。ときには相手に笑顔を見せられるようにもなるかもしれません。ちょっとしたやりとりのとき、すぐに話を終わらせようとするのではなく、苦手な人にも素直に「ありがとう」と言えるようになると、それだけでも相手のもつ印象は変わります。小さなことのようですが、それは大きな違いになっていきます。

♥苦手な人との付き合いが変わってくる

瞑想をしたからといって、自分が相手との関係を急激に改善できるようになるわけではありません。そうではなく、しかめ面をすることが自然と減っていき、相手の嫌味にその都度、反応するようなことがなくなっていきます。イライラした状態ではなく、自分の平静な状態で、相手と付き合っていけるようになるのです。

そういった小さな変化が起きると、ちょっと苦手な人との付き合いは変わっていきます。苦手な上司にもそれなりに関われるようになっていったり、苦手だと思いながらも、ニコニコしていっしょに座っていることができるようになったりします。トレーニングの参加者のなかには、「瞑想を続けていたら、上司がかわいく見えてきました」と話す人もいました。瞑想によって、そういう変化が起こってくることもあります。

「自分のなかの嫌いな部分」も対象にできる

このステップでは、「嫌い」の一環として、自分自身の嫌いな部分に目を向けることもできます。自分自身にはいろいろな姿があります。そのなかには、あまり好きになれない部分もあるでしょう。自分のなかの嫌いな部分、直したいのに直せていない部分を思い浮かべ、その部分に対して、慈しみの気持ちを向けてみましょう。

♥瞑想を続けていると、嫌いな部分もやり過ごせるようになっていく

嫌いな部分のなかにも、好ましい側面があるかもしれません。「怠けぐせ」は「休む力」と言えますし、「悲観的」は「よく考える力」と言えます。自分をありのままに受け入れるため、「私が自分の嫌いなところを受け入れられますように」と願ってみましょう。また、その部分が「なにかに生かせますように」と唱えてみるのもよいでしょう。そのように瞑想を続けていると、自分のなかの嫌いな部分も、やさしく受け入れ、かわいらしく思えるようになっていくことがあります。

【自分の嫌いな部分へのフレーズの例】

私が、このことを慈しむ気持ちでいっぱいになりますように
私が、このことに勇気をもって心を開くことができますように
私が、悲しみや痛みから解放されますように
私が、悲しみや痛みの経験を、みんなの幸福のために使えますように

「本当に嫌いな人」を対象にするのは難しい

苦手な人への慈悲の瞑想に取り組めるようになったら、レベルを上げて、より嫌いな人に対して慈しみの気持ちを送ることも、できるかもしれません。やや嫌いというレベルではなく、本当に嫌いな人、なかなか許せない人を対象として、慈悲の瞑想を行ってみるのもよいでしょう。

ただし、ものすごく嫌いな相手を思い浮かべると、過去の嫌な思い出がフラッシュバックとして思い出されてしまい、ネガティブな感情に圧倒されて、瞑想ができなくなることもあります。あまり無理をせずに、「この相手なら瞑想ができそうだ」というレベルから、チャレンジするようにしてください。

♥難しいときは、ほかの瞑想を行って落ち着く

ステップ8の冒頭でも少し解説しましたが、瞑想を苦しく感じたら、呼吸の瞑想や好きな人への慈悲の瞑想、自分自身への慈悲の瞑想に戻りましょう。嫌いな相手を思い浮かべると怒りや悲しみ、恨み、恥ずかしさなどがわき上がってくるものです。そのような感情にとらわれそうなときには、ほかの瞑想を行って落ち着きましょう。不快なまま終わらないのが続けるコツです。

まとめ

「嫌いな人への慈悲の瞑想」をやってみましょう

◆所要時間

全体で15～20分程度

◆主な手順

呼吸の瞑想 ⬇ 恩人への慈悲の瞑想 ⬇ 好きな人への慈悲の瞑想 ⬇ 自分自身への慈悲の瞑想 ⬇ 中性の人への慈悲の瞑想 ⬇ 嫌いな人への慈悲の瞑想（⬇ ネガティブになってきたら、呼吸の瞑想に戻る）

◆チェックポイント

やさしい気持ちを向けてみて、自分も嫌いな人も完璧ではないということに気づき、「嫌いな人の立場を少しだけ感じられるようになる」こと。自分と嫌いな人との共通性に気づいていく。

実践 STEP9

「慈悲とマインドフルネス瞑想」

「グループへの慈悲の瞑想」

親しみを感じないグループにも慈しみの気持ちを送る瞑想

ステップ９のテーマは「グループ」です。これまでは特定の個人に対して慈悲の瞑想を行ってきましたが、ここからは集団を対象としていきます。

ステップ３からステップ８までは、個人を対象として、身近な人から縁遠い人へと、慈しみを拡張してきました。このステップ９ではそれをさらに拡張して、身近な集団にも、縁遠い集団にも、慈しみの気持ちを送っていきます。

手順はこれまでと同じです。呼吸の瞑想から始めて、恩人、好きな人などへ、慈悲の瞑想を続けていきます。嫌いな人への慈悲の瞑想まで進んだら、そのイメージを手放して少し休憩し、そしてグループへの慈悲の瞑想を始めます。

集団を2つのグループに分けて考える

グループへの慈悲の瞑想では、さまざまな人々を2つのグループに分けて、考えていきます。「自分が所属するグループ」と「それ以外のグループ」という2つの分け方が、基本形となります。

私たちは、「自分が所属するグループ」には親しみを感じるものです。どの人も基本的にはいい人だと感じ、大抵、ポジティブな印象をもちます。そういった感情を「親愛の情」といったりします。

いっぽう、自分の所属していない「それ以外のグループ」に対しては、ネガティブな感情を抱きがちです。「怖い」「なにを考えているのか、わからない」などと感じることがあります。親愛の情はあまりわき上がらず、その人たちのことを考えると、白けた気持ちになったりするものです。

♥自分の所属していないグループにも思いやりの気持ちをもつ

普段、私たちは「それ以外のグループ」のことを、あまり考えません。自分には関係のない人たちだと思っていたりします。

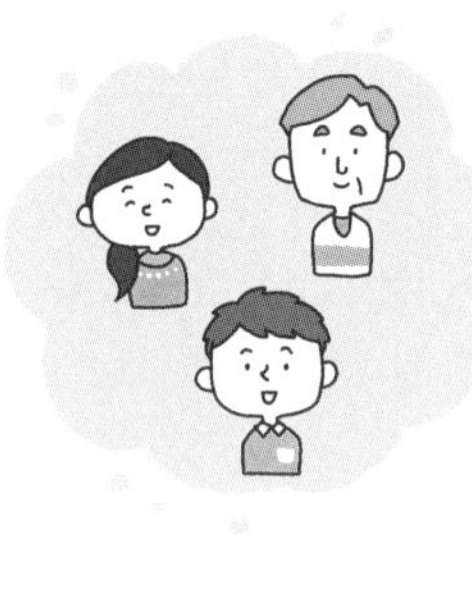

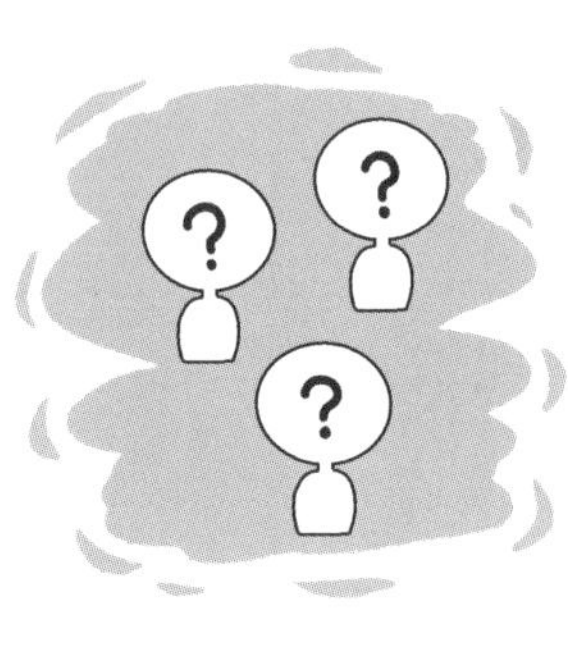

ステップ9では、自分の所属するグループだけでなく、それ以外のグループに対しても、慈しみの気持ちを送るようにします。そうすることで、ステップ8で嫌いな人の立場を感じたのと同じように、自分の所属していないグループに対して、思いやりをもてるようになっていきます。

《例1》PTAの「入会者」と「非入会者」に分けた場合

具体的に例をあげて考えてみましょう。例えば学校のPTAで、自分が「入会者のグループ」に所属しているという場合。もういっぽうには「入会していない人たちのグループ」があります。片方は親しい集団で、もう片方はそうではない集団です。

この2つのグループのことを考えると、自分たち「入会者」が会合にも出て、さまざまな活動もがんばっているのに対して、「入会していない人たち」は非協力的で、腹立たしい存在だと思えてくることがあるかもしれません。

♥壁があるグループ間ではストレスが発生しがちになる

そのように、2つのグループの間に「壁」のようなものができている状況では、いろいろなことにストレスを感じるものです。「入会者」は、「入会していない人たち」が挨拶をしなければ、「なぜ挨拶もしないいんだろう」と腹を立てる。そして、嫌味や愚痴を言ってしまう。「入会していない人たち」は、挨拶ひとつしなかっただけで嫌味を言う人たちのことを煙たがる。そんなすれ違いが起こってきます。

♥相手の事情にも思いを寄せられるようになる

しかし、慈悲の瞑想をして「それ以外のグループ」の事情にも思いを寄せることができるようになると、相手も自分も子どもを思っていることや仕事で大変なことなど、心情はそれほど変わらないということに気づいていきます。そして腹をたてることが減り、「愚痴を言っている時間が馬鹿らしい」「向こうにも向こうの事情がある」などと感じられるようになっていきます。

《例2》「自社」と「他社」のライバル関係の場合

仕事で対立構造をよく感じているという人の場合には、「自社の社員たち」と「競合他社の社員たち」などがテーマになるのではないでしょうか。

♥コンペに臨むことになった場合

例えばある企業との契約を勝ち取るために、競合他社とのコンペに臨むことになったとしましょう。コンペでは、契約のためのプレゼンテーションを入れ替わり立ち替わり、行うこともあります。その現場では、競合他社の社員を見かけることもあるでしょう。そのとき「あの人は敵だ」と思っていたら、相手を意識しすぎて緊張感が高まり、自分自身の仕事に集中することが難しくなるかもしれません。

♥敵と思わないことで、自分がベストを尽くせばいいと考えられるようになる

この場合も、慈悲の瞑想を行って「競合他社の社員たち」の立場を感じられるようになると、状況は変わってきます。相手方にもがんばってほしい、幸せになってほしいと願えるようになると、自分たちは自分たちでベストを尽くそうと考えられるようになります。緊張感はやわらぐでしょう。

また、敵だという意識が薄くなるため、競合他社の社員とコミュニケーションをとれるようにもなるかもしれません。相手を怖がって遠ざけるのではなく、相手に近づくことで、相手から学べることもありそうです。

ポイントはグループの間に「壁」があること

2つのグループを考えるときのポイントは「壁」です。自分が「壁」を感じているグループ、「壁」をつくってしまっているグループに気づくことが重要になります。先ほどのPTAや自社・他社の例のように、「自分とあの人たちは違う」「あの人たちのことはわからない」と感じるような、2つのグループを思い浮かべてみてください。

例えば「男性と女性」「日本人と外国人」「平社員と管理職」「営業部と開発部」「高学歴の人と低学歴の人」「子どものいる家庭と子どものいない家庭」などが、2つのグループとして考えられます。

私の実施したトレーニングでは、ある参加者が「外国人は怖い、得体が知れないと考えていたけれど、瞑想に取り組むうちに、全員がそうではないと感じられるようになった」と話していました。「お互いに話ができればいいのに」と思えるようになり、外国人の幸せも願えるようになったそうです。

❤主観的に感じている壁でグループを分ける

ここでは大人数の例もあげましたが、グループの規模にこだわる必要はありません。2～3人のグループでもけっこうです。間に「壁」があるかどうかを考えてみましょう。

ここでいう「壁」とは、あなたが主観的に感じている「壁」です。例えば「男性と女性」

は2つのグループであり、社会的には間に一定の「壁」が存在するかもしれません。しかしあなたが男女の間に「壁」を感じていなければ、このステップの題材にはなりません。あなたが男性にも女性にも親しみを感じていて、どちらの幸せも願えるのであれば、すでに慈しみの気持ちをもつことができています。それはこれまでのステップでいえば「好きな人」に当たります。グループへの瞑想をあらためて実践する必要はないでしょう。

慈悲の瞑想によって「壁」がなくなっていく

このステップで重要なのは、自分が「壁」をつくって区別している人たちに思いを寄せることです。「自分が所属するグループ」と「それ以外のグループ」は、どちらも幸せを願っているという点では共通していることに気づき、どちらにも慈しみの気持ちを送ります。「日本人と外国人」をテーマにするのであれば、次のように交互にフレーズを唱えます。

すべての日本人が、安全でありますように
すべての日本人が、幸せでありますように
すべての日本人が、健康でありますように

すべての日本人が、恐怖から解放されますように
すべての外国人が、安全でありますように
すべての外国人が、幸せでありますように
すべての外国人が、健康でありますように
すべての外国人が、恐怖から解放されますように

♥自分がつけたラベルをとかして、壁を解消していく

こうして、どちらのグループにも慈しみの気持ちを送っていると、2つのグループの間の「壁」が小さくなっていくように感じるでしょう。やがて「壁」はなくなり、相手のグループに対する偏見が解消していきます。そもそも、自分たちも相手の人たちも、それぞれが幸せを願うひとりの人間であるという点では共通しています。しかし、それをグループ分けして、区別して考えている。そこにはあなた自身による「ラベリング」が生じています。本来は同じ人間なのに、ラベルをつけ、敵と味方に分けてしまっているわけです。

グループへの慈悲の瞑想を行うことで、そういったラベルをとかして、自分たちと相手の人たちに共通性を感じたり、一体感をもったりすることができるようになります。

許せない相手との間の「壁」も取り払える

２つのグループを思い浮かべたとき、どうしても片方に共通性を感じられないということが、あるかもしれません。

例えば「社会的な人たちと反社会的な人たち」という分け方をした場合に、自分が「社会的な人たち」に所属しているのであれば、「自分たちは決まりを守って社会的に暮らしている」「反社会的な人たちは許せない」と感じるのではないでしょうか。自分と「反社会的な人たち」に共通性があるとは、考えられないかもしれません。

♥許せない行動を受け入れる必要はない

しかし、じつはそのようなケースでも、共通性を感じることはできます。

共通性といっても、反社会的な人の間違った行動について、あなたがその行動を自分にもどこか共通するものとして、受け入れる必要はありません。また、自分と共通しないことだからといって、その人の行動を注意したり修正したりすることも不要です。

そうではなく、その人が自分と同じように、「間違った行動をしないで、幸せになれるように」と願いましょう。その人が、「その人のやりたいことを、ルールにしたがってできるようになってほしい、そして幸せになってほしい」と願うのです。

♥幸せを願うことにおいては、どんな人にも共通性がある

やりたいことをして、幸せになる。それは、あなた自身や、あなたの親しい人たちが目指していることと、同じなのではないでしょうか。その点では、あなたと友人たち、そして反社会的な人たちに、共通性があるわけです。その一点に気持ちを向けて、慈しみのフレーズを唱えてみてください。そうすることで、反社会的な人を「許せない」という気持ちはやわらぎます。その人たちと争うのではなく、幸せを願って、その人たちの立場を感じられるようになっていきます。その人たちとの間にあった「壁」も取り払われていくでしょう。

自分と他人に共通性や一体感を感じられる

私たちは、意見の合わない相手に出会ったとき、「よく話せば分かり合えるはずだ」と考えてしまいがちです。しかし、相手に自分と同じように考えてほしいと思っていると、通常はそれが叶わないことのほうが多いので、相手に対して苛立つようになります。そして、相手の考えを変えようとして説得したり、相手を厳しく注意したりするようにもなります。それでも相手が変わらなければ、怒りを募らせて、相手を攻撃するようになることもあるでしょう。最近では、インターネットに中傷を書き込み、相手を困らせようとする人がいますが、それも相手に自分と同じように考えて

ほしいという気持ちの表れかもしれません。

そのような過程で、自分と相手は違うと考え始めると、自分の所属するグループとそれ以外のグループの間に「壁」ができていきます。「壁」はそうやって、私たちが自分自身でつくり出しているものなのです。

♥人を変えようとしないことで、自分のなかにあるやさしさに気づける

グループへの慈悲の瞑想を行うと、分かり合えない人たちに対して、「自分たちと同じように考えてほしい」と願う気持ちはなくなっていきます。

他人を変えようという意識は消えていき、自分と他人との共通性に意識が向くようになります。幸せでありたいという点では自分も他人も同じなのだと気づき、自分と他人に共通性や一体感を感じられるようになっていきます。そして「壁」がなくなります。

「分かり合えるはずだ」と考え、相手に対して実際に行動をしていたときには、なかなか一体感を得られず、むしろ孤独感を感じていたのに、瞑想をして相手をただ見守るようになっていくと、相手との間につながりを感じるようになります。

人を変えようとするのではなく、自分自身が自分のなかにあるやさしさに気づき、幸せになることで、人を害しようとすることがなくなり、一体感が生じてくるのです。

まとめ

「グループへの慈悲の瞑想」をやってみましょう

◆所要時間

全体で20分程度

◆主な手順

呼吸の瞑想 ⬇ 恩人への慈悲の瞑想 ⬇ 好きな人への慈悲の瞑想 ⬇ 自分自身への慈悲の瞑想 ⬇ 中性の人への慈悲の瞑想 ⬇ 嫌いな人への慈悲の瞑想 ⬇ グループへの慈悲の瞑想

◆チェックポイント

「2つのグループの両方に慈しみの気持ちを向ける」こと。そして、グループの間の「壁」がなくなっていくことに気づくこと。瞑想をしていて「壁」を感じない場合には、別のグループを設定するのもよい。もうひとつのグループになにも感じなくても、そのグループとの共通性に意識を向け、フレーズを唱えてみる。

実践 STEP 10

「慈悲とマインドフルネス瞑想」

「生きとし生けるものへの慈悲の瞑想」

あらゆる生き物に慈しみの気持ちを送る瞑想

いよいよ最後のステップ10になります。テーマは「生きとし生けるもの」です。ここでは慈しみの気持ちを向ける対象を、どこまでも拡張していきます。

やり方はこれまでと同じです。呼吸の瞑想から始めて、恩人、好きな人、自分自身というふうに進めていき、ステップ９のグループへの慈悲の瞑想に続いて、生きとし生けるものを思い浮かべ、その幸せを願います。

慈しみの気持ちをどこまでも拡張する

最初から「すべての生き物」を思い浮かべてもよいのですが、それではちょっとイメージしにくいかもしれません。その場合は、対象を具体的に決めて少しずつ拡張していくと、取り組みやすくなります。

♥対象を徐々に広げていく

自分自身を慈しみの気持ちで包み込み、「この部屋の中の人たち」に慈しみを向けることから始めて、次に「この建物の中の人たち」、そして「近所の人たち」へと対象を広げていくことをおすすめしています。自分自身から放たれた慈しみの気持ちが、部屋の中の人たちを包み込むイメージを思い描き、その範囲を徐々に広げていくというやり方です。

「近所の人たち」から「この町の人たち」「県内の人たち」、さらには「日本」「アジア」「世界」「地球」へと広げていきます。そうすると、最後には「生きとし生けるもの」すべてに慈しみを向けられるようになります。

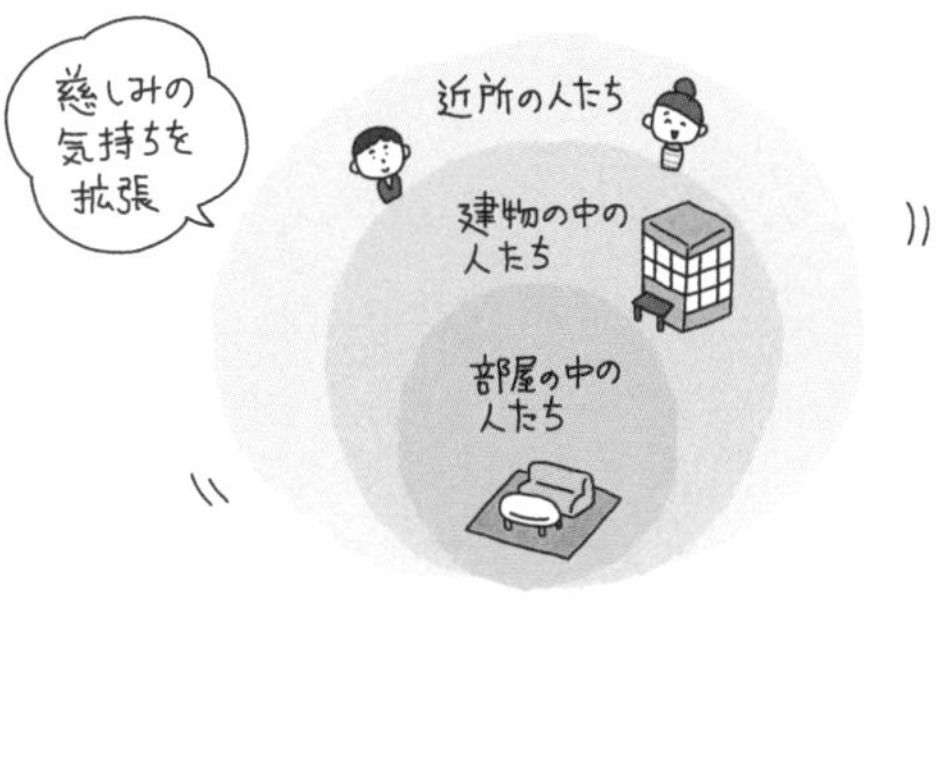
慈しみの気持ちを拡張
近所の人たち
建物の中の人たち
部屋の中の人たち

なにも除外しないで、すべてに慈しみを送る

生きとし生けるものはみな、同じ生命で、同じように一生懸命生きていて、慈しみを受ける価値があります。生き物はみな、同じ空気を共有し、同じ世界に生きています。やりたいことをして満足し、幸せになりたいというところも共通です。そのように思い描き、すべての生き物の幸せを願って、慈しみのフレーズを唱えます。

♥自分自身も含めて慈しみの気持ちを送る

なにかを除外することなく、生きとし生けるものの幸せを願えるようになるというのが、この瞑想のポイントです。これまでのステップで、嫌いな人や、自分と対立しているグループなどを思い浮かべてきたわけですが、ここではその人たちを含めて、すべての生き物に慈しみの気持ちを向けていきます。山や海など、自然環境にも慈しみを向けましょう。もしイメージがわかない場合は、２０４ページを参照してください。

フレーズを唱えるとき、自分が「嫌いな人」「それ以外のグループ」だと感じてきた人たちにも慈しみを向けるようにしてください。また、そのなかにつねに「自分自身」を含めることも重要です。

生きとし生けるものが安全に暮らせますように
生きとし生けるものが幸せでありますように
生きとし生けるものが健やかでありますように
生きとし生けるものの悩み苦しみがなくなりますように

♥苦手な生き物でも気にならなくなっていく

もしもクモやヘビなどが嫌いで、「嫌いな人」への瞑想のときなどにそれらの生き物をイメージしたという場合には、このステップ10でも、その生き物に慈しみの気持ちを送っていきましょう。自分のことも、嫌いな人も、クモやヘビもみんな、慈しみで包み込むようにイメージして、フレーズを唱えます。

トレーニングの参加者のなかには、「以前は虫が苦手だったけれど、瞑想に取り組むうちに気にならなくなった」という人もいます。虫が歩いていても、「自分に襲いかかってくるわけでもないし、放っておけばいい」と思えるようになったそうです。

このステップ10まで瞑想を進めてきた人には、そのような境地にたどりつける可能性もあります。みなさんもぜひ瞑想を続けて、自分のなかのやさしさに気づき、つねに慈しみをもてるようになっていってください。

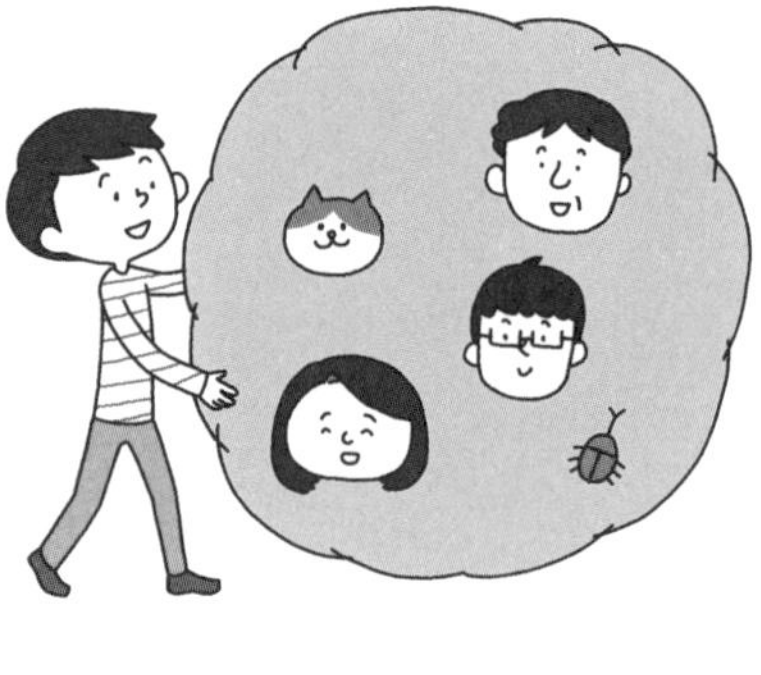

まとめ

「生きとし生けるものへの慈悲の瞑想」をやってみましょう

◆所要時間

全体で20分程度

◆主な手順

呼吸の瞑想 ↓ 恩人への慈悲の瞑想 ↓ 好きな人への慈悲の瞑想 ↓ 自分自身への慈悲の瞑想 ↓ 中性の人への慈悲の瞑想 ↓ 嫌いな人への慈悲の瞑想 ↓ グループへの慈悲の瞑想 ↓ 生きとし生けるものへの慈悲の瞑想

◆チェックポイント

自分自身や嫌いな人、自分の所属していないグループなども含めて「より広い範囲に慈しみの気持ちを向けていく」こと。例外が出てしまい、慈しみを送れない対象がいるときには、少し前の瞑想に戻るとよい。

ステップ10まで終えたあとは

ステップ10まで終わったあとも、瞑想を続けていく

10のステップで、慈悲とマインドフルネス瞑想を紹介してきました。

この章では最初に、目安として1ステップを1週間くらいかけて進めていくことをおすすめしましたが、そのペースで取り組んでいくと、全体を進めるのに3ヶ月弱くらいかかることになります。長丁場に思えるかもしれませんが、それがほどよいペースです。焦らずに取り組んでいってほしいと思います。

♥瞑想を続けていくとイライラに振り回されることが減る

10のステップをじっくりと進めていって、「生きとし生けるものへの慈悲の瞑想」を行ったときには、いろいろな気づきを得ていることでしょう。約3ヶ月間、瞑想に取り組んできたことで、感じ方や考え方が変わり、人に対してイライラすることが減ったという実感をもつ人もいると思います。

そうして瞑想の効果を感じると、「自分は変わった」「自分にはもう瞑想は必要ない」と思

うかもしれませんが、ステップ10を終えたあとも、瞑想をぜひ続けてください。

たとえ感じ方が変わっていても、イライラしなくなるわけではありません。苛立ちを感じることはあります。しかし瞑想を続けていれば、つねに慈しみを感じやすくなるので、イライラに振り回されることは減ります。瞑想の効果が持続するのです。

瞑想を継続するときのコツ❶

「好きな人」「自分自身」への瞑想を基本形に

ステップ10を終えたあとは、ステップ４「好きな人への慈悲の瞑想」とステップ５「自分自身への瞑想」を、定期的に取り組むとよいでしょう。その２つの瞑想は、それほど時間がないときでも実践しやすく、基本形としておすすめできます。

日常生活のなかに瞑想の時間をもうけて、好きな人や自分自身への慈悲の瞑想を10～15分程度、行うようにしてみてください。歩く慈悲の瞑想もとり入れやすいです。そうして瞑想を続けることで、つねに瞑想の効果を感じられるようになっていきます。

♥慣れてきたら、難しいテーマでの瞑想もおすすめ

また、瞑想に慣れてきたら、「嫌いな人」などのやや難しいテーマに時間をかけて取り組むというのもおすすめです。瞑想が身についてきたところで、それまでは向き合えなかった相手にも慈しみを送ってみる。そうすると、新たな気づきを得られる場合もあります。

それから、生活をしているなかで、新たに「苦手な人」に出会うということもあるでしょう。そういうときにはあらためて「嫌いな人への慈悲の瞑想」に取り組み、その人に対する感じ方や考え方を見直してみるというのも、よい方法です。

瞑想を継続するときのコツ❷

集中できる日もあれば、集中できない日もあることを理解しておく

日常的に瞑想を続けていくと、コンディションがよく、集中できる日もあれば、そうではない日もあります。

例えば、気持ちよく散歩をしたときや、きれいな風景をみたときなど、心地よい体験をしたあとは、瞑想をしやすくなります。風景写真などを見て、気持ちがリラックスしているときも同様です。

そのように、少し落ち着く時間をとれる日は、忙しい日常生活から意識を切り替えやすく、瞑想に

集中しやすい日だといえるでしょう。

♥コンディションが整わないときは、無理をしない

いっぽうで、疲れを感じていて、なかなか集中できないという日もあると思います。そういうときに「落ち着きたい」「楽になりたい」と思って瞑想に取り組むと、かえって集中しにくくなることがあるので、注意してください。「落ち着きたい」といった目的をもって瞑想をしていると、欲求が強くなって、目標と現状の比較をしてしまい、ありのままの感覚に気づけないことがあるのです。

コンディションが整わないときは、無理に落ち着こうとしないで、呼吸の瞑想や好きな人への慈悲の瞑想など、取り組みやすい瞑想をなにも期待せず行いましょう。落ち着かないと感じたら、そう感じたことに気づいて、その思いを手放し、また感覚に意識を向けてみてください。

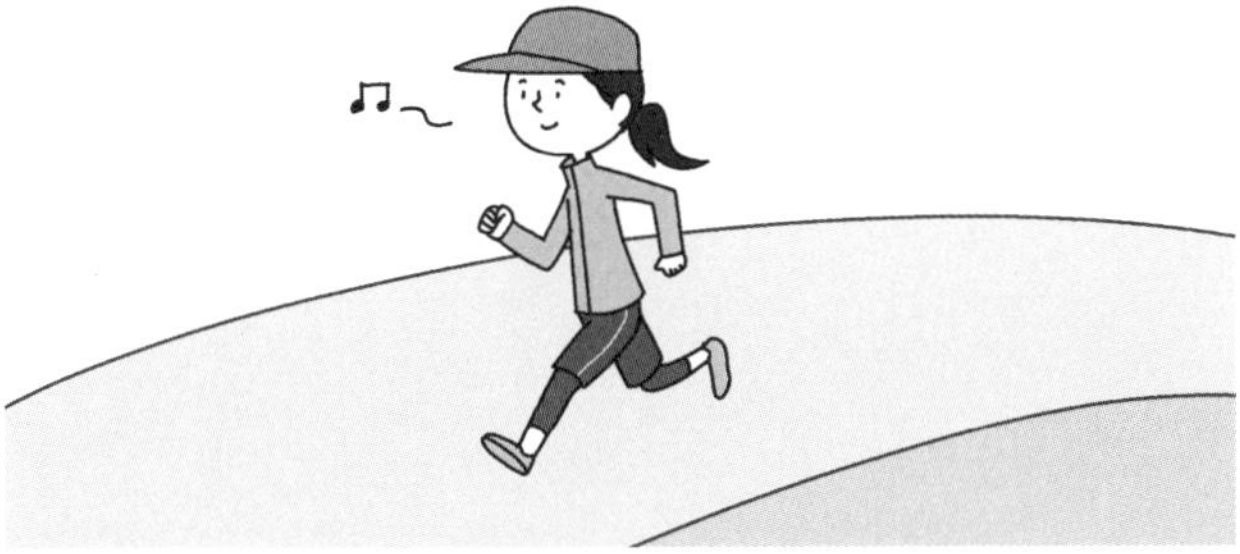

どんなときでも、ひとまず瞑想に取り組んでみる

仕事で嫌なことがあった日などに、コンディションが整わず、今日は瞑想をしたくないと感じることも、あるかもしれません。そういうときには無理をしなくてもよいのですが、私は基本的には、どういう状況の日でも瞑想をすることをおすすめしています。

♥決まりごとができてしまうことは、瞑想にとって望ましくない

瞑想を習慣にするのに、「こういう状況でなければできない」「瞑想はこうでなければいけない」といった決まりができてしまうことが、一番よくありません。瞑想というのは本来、どのような状況でも実践できて、ありのままを受け入れるものです。コンディションが整わない日には、その日なりの感じ方があります。瞑想にゴールはないので、うまくできそうになくても、ひとまず取り組んでみて、いつもの感覚との違いを楽しむようにしてください。

♥どのような状況でも瞑想を行うことで、心を鍛えることができる

マラソンの走者は、平らな道や坂道を走り、晴れた日も雨の日も練習をして、身体を鍛えています。瞑想をする人もそれと同じように、気分のよい日もストレスの多かった日も、瞑

想に取り組み、その日の感覚をやさしく受け入れるようにすると、心を鍛えることができます。どのような状況でも瞑想ができるようになり、穏やかな気持ちでいられるようになっていくのです。簡単なことではありませんが、瞑想を続けていくときにはそんなイメージをもって、いつでも実践できるようにしてみてください。

瞑想を継続するときのコツ❹

瞑想して感じたことを、そのまま受け入れる

日によってコンディションが違うので、瞑想をして感じることも、日によって違ってきます。なかには、なにも感じられないという日もあるでしょう。それは失敗ではありません。気にしないで、瞑想を続けていきましょう。

初めて瞑想をする日や、初めてのステップにチャレンジする日は、あまり感じられないというケースが多いかもしれません。しかし、そのまま瞑想を続けていくと、次の回にはなにか感じられるということがあります。そしてまた、次の回には感じられないということもあります。瞑想とは、そういうものです。瞑想の結果について喜んだり、落ち込んだりする必要はありません。どんな結果が出ても、それを受け入れて、また続けていきましょう。

♥取り組み方は人それぞれ

トレーニングをしていると、参加者のなかに、瞑想をして感じたことを書き留めたり、家族に話したりするという人がいます。結果を言語化する必要はないのですが、自分で「そうしたい」と感じるのなら、書いたり話したりしてもかまいません。そうすることで、瞑想による変化を認識でき、次の瞑想に取り組みやすくなるという人もいるでしょう。それぞれのやり方で、進めていってください。

♥感じたままで大丈夫

また、恩人や好きな人への慈悲の瞑想をすると、その人に会いたくなるということがあります。「そうあるべき」でなく、「そうしたい」と思うのなら、そうしましょう。会いたくなっても、そうでなくても、どちらでもかまいません。自分の感じたままで大丈夫です。トレーニングの参加者には「恩人への慈悲の瞑想をしたら、恩人に会いたくなった」「その人には会っていないけど、不思議と家族にありがとうと言うことが増えた」という人もいました。瞑想を通じて自分のなかのやさしさに気づくと、恩人以外にもやさしくいられるようになってきます。

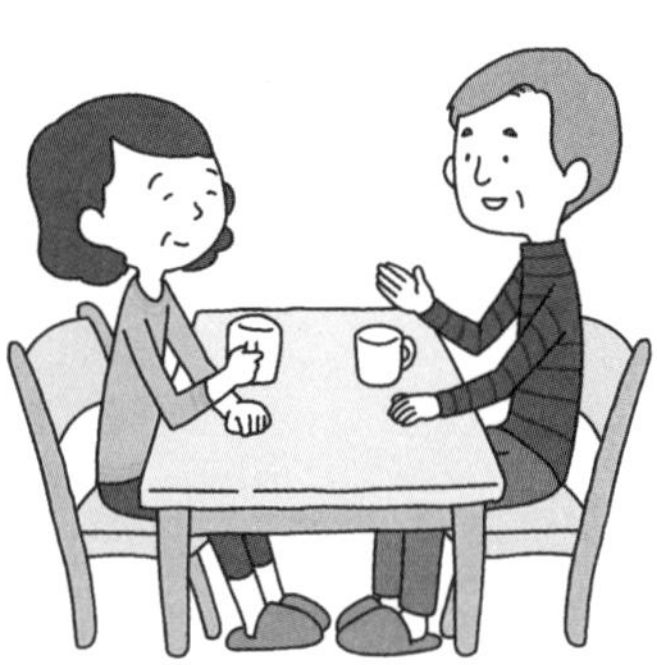

瞑想を継続するときのコツ⑤

過去に心地よくできた瞑想を、もう一度同じように求めない

この本では7分から20分程度の瞑想を紹介していますが、これはあくまでも目安です。コンディションのよい日には、もっと長く瞑想を続けられる日もあるでしょう。そういうときには、そのまま瞑想をしていてもかまいません。

ただし、そうやって「心地よく瞑想した」という体験を覚えて、もう一度同じ体験をしようとしたり、もっとよい気持ちを求めたりするのは、やめてください。「やさしい気持ち」や「心地よい瞑想」といった正解を探そうとしている可能性もあります。瞑想では、その瞬間瞬間の感覚に気づくことが大切です。

♥その日ごとの違いをありのままに受け入れる

以前に味わった感覚を探そうとすると、瞑想にはなりません。以前の心地よさを忘れる必要はありませんが、それを求めるのではなく、以前はこうだった、今回はこうだというふうに、その日ごとの違いを、そのまま受け入れましょう。

30分程度を目安に、身体が痛くなる前に瞑想を終える

慈悲とマインドフルネス瞑想をする時間に、とくに上限はありません。しかし、この本の各ステップの内容は、どれも長くても30分程度で終わるのではないでしょうか。同じ内容を1時間、2時間と続けていると、身体が痛くなってくるものです。そこまで続けないほうがよいでしょう。

♥あまり長いときは、正解を探そうとしている可能性もある

仏教の瞑想などでは長時間実践をすることもありますが、自宅で自分で瞑想を行う場合には、まずは、30分程度を目安にして、身体が痛くなる前に終えることをおすすめします。それくらいじっくりと取り組めていれば、十分です。

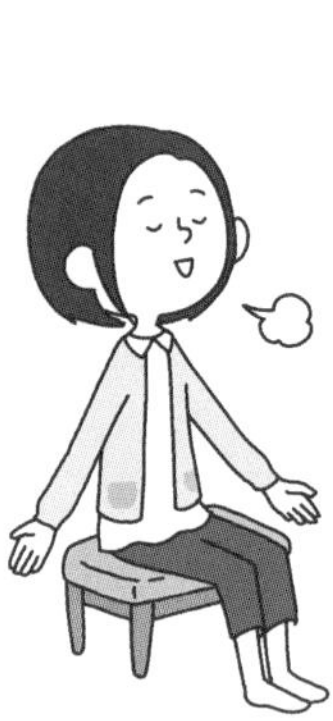

特定の場面で瞑想をしたい場合には

瞑想をすることに慣れてくると、緊張しそうなときや嫌なことがあったときなどに、「いま瞑想をしておきたい」と感じることがあります。

♥短時間で、手順を省略して実践してもよい

特定の場面でピンポイントに瞑想をするというのも、よい方法です。チャレンジできそうな人は、取り組んでみてください。そういうときは時間がなくて、呼吸の瞑想から順を追って瞑想を行うことができないという場合もあるでしょう。その場合、手順を多少、省略してもかまいません。「インフォーマル・プラクティス」として、形式をアレンジしながら実践してみてください。

例えばこんなふうに、「慈悲とマインドフルネス瞑想」をアレンジしてもかまわない

①呼吸の瞑想を行う（3分間呼吸空間法でもよい）
②自分自身への慈悲の瞑想を行い、慈しみの気持ちをもった状態になる
③状況に応じて、中性の人への慈悲の瞑想や、嫌いな人への慈悲の瞑想などを行う

《活用例1》商談があり、緊張しそうだというとき

例えば、近日中に大事な商談があるという場合。相手が手強い人で、話が簡単には進まないということがわかっているとしましょう。普通は「問題点を指摘されそうで嫌だ」「どうやって契約につなげようか」などと考え、その日まで悩んだり、緊張したりするものです。準備段階で思い通りにならず、イライラすることもあるでしょう。しかし、そのまま商談に臨むと、相手に緊張やイライラが伝わってしまい、うまくいかないかもしれません。

そのようなときは…

時間の許す範囲で慈悲とマインドフルネス瞑想を行う

そんな緊張しそうな場面では、事前に何度か慈悲とマインドフルネス瞑想を行うようにします。商談相手を「苦手な人」として思い浮かべ、「嫌いな人への慈悲の瞑想」に取り組むのです。時間がなければ手順を省略し、「呼吸の瞑想」「自分自身への慈悲の瞑想」「嫌いな人への慈悲の瞑想」という具合に、短時間で瞑想をしてもよいでしょう。

♥事前の瞑想により、
穏やかな気持ちで商談に臨めるようになる

瞑想を通じて、その人の好ましい面をイメージしたり、その人の立場や事情に思いを寄せたりします。そして「○○さんが幸せでありますように」「○○さんが、よい商品を見つけられますように」といったフレーズを唱え、その人の幸せを願います。

そうすると、「相手をどう説き伏せようか」という気持ちはなくなり、相手の立場を感じられるようになったり、「相手の話を聞こう」という気になったりします。少なくとも緊張感や苛立ちはやわらぎ、商談には穏やかな気持ちで臨めるようになるでしょう。

商談が成功するかどうかはわかりませんが、商談にネガティブな感情をもちこむことはなくなり、自分としてのベストを尽くせるのではないでしょうか。

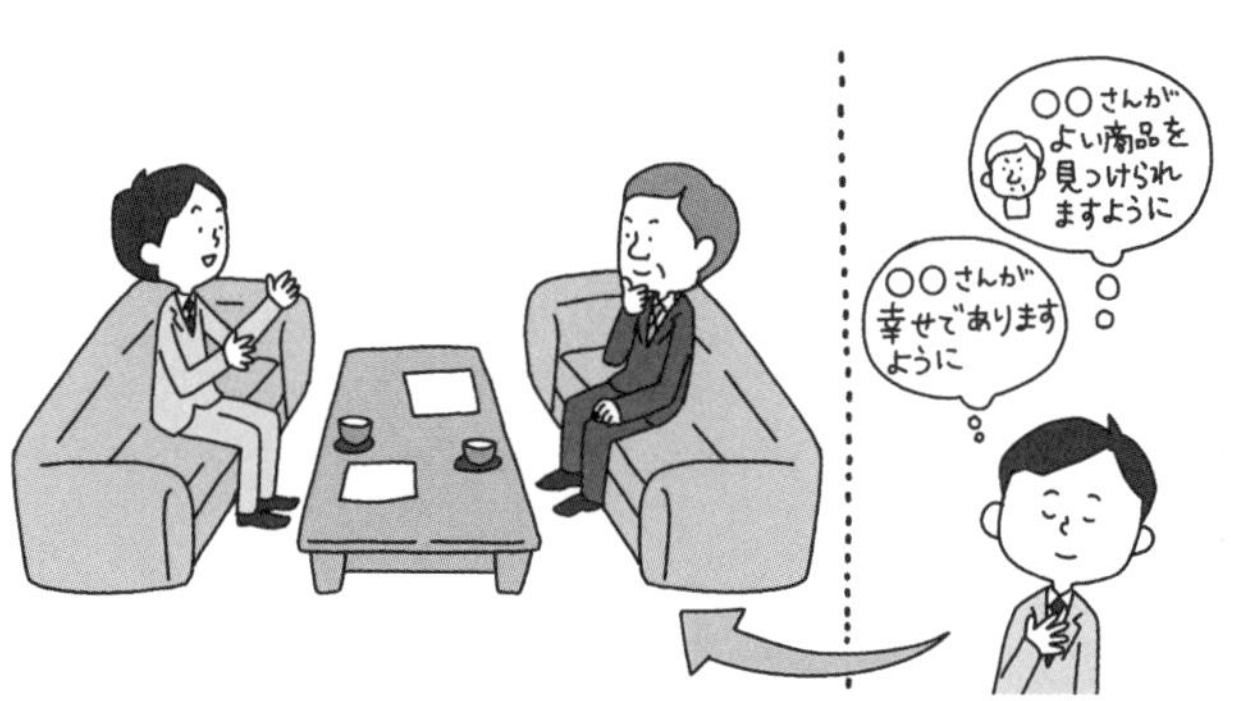

《活用例2》失敗してしまって、嫌な気持ちのとき

友人の紹介で人と会ってみたものの、うまく話すことができず、失敗してしまったという場合などにも、慈悲とマインドフルネス瞑想をおすすめできます。

失敗して嫌な気持ちで帰宅するのは、つらいものです。その日の夜は、うまくいかなかった会話を一つひとつ思い出してしまうかもしれません。「なぜあんなことを言ってしまったのか」「相手もどうしてやさしく受け入れてくれなかったのか」などと考えて、自分や相手を責めてしまうこともあるのではないでしょうか。

そのようなときは…

相手のタイプにあわせた慈悲の瞑想を行う

そんな嫌な気持ちのときは、「自分自身への慈悲の瞑想」や、その人に対する慈悲の瞑想を行いましょう。その人を中性だと感じるなら「中性の人への慈悲の瞑想」、苦手だと感じるなら「嫌いな人への慈悲の瞑想」に取り組んでみてください。

♥瞑想によって、ひとつの失敗を引きずりすぎずに気持ちを切り替えられる

帰宅してから、飲み物を飲んだりして気持ちを落ち着かせ、リラックスした状態で瞑想を行うとよいでしょう。この場合も、手順は省略してもかまいません。瞑想を始めると会話を思い出して、「あの言い方がよくなかった」といった雑念が浮かんでくることがあるでしょう。そのときは「考えごとをした」ということに気づき、その思考が通り過ぎるままにして、また感覚に意識を戻してください。

失敗した直後で、嫌なことをいろいろと思い出してしまうというときに慈悲の瞑想をすると、ネガティブな考えを苦笑いしながら「また、きたね。そこにいていいよ」とやさしく受け入れることができます。そして、やってよかったことにも意識を向け、自分にやさしい言葉をかけることができるようになります。相手を責める気持ちもやわらぎ、相手のよい面にも気づけるようになるでしょう。ひとつの失敗を引きずりすぎず、気持ちを切り替えて、明日を迎えることができます。

仕事で失敗が多いという人は、毎日、帰宅したあとに10分ほど瞑想の時間をとって、その日の自分自身について瞑想をするというのもよいでしょう。そこで意識を切り替えて、プライベートを楽しめるようになります。

人生でイベントが起きたとき、瞑想が役に立つ

慈悲とマインドフルネス瞑想は、先ほどの2つの活用例のように、人生のなかでなにかイベントが起きたときにも役立つものです。

瞑想は、日々の生活のなかでも役に立ちますが、ミスをして自分自身を許せなくなったとき、友達とケンカをしたとき、あるグループと敵対してしまったとき、重い病気にかかったときなどに、その苦境を見つめ直すことにも、大いに役立ちます。

♥毎日実践しつつ、そのときどきに該当するステップを実践し、日々の習慣としてとり入れていく

まず毎日実践してください。そうすると、徐々に不安や怒りの気持ちが減り、やさしさを感じることが増えてきます。そして、困ったことがあったら、10のステップのなかから、そのときどきに該当するステップを選んで、瞑想を実践してみてください。ネガティブな感情に振り回されなくなり、自分の本来のやさしさを感じながら、暮らしていけるようになるでしょう。みなさんには慈悲とマインドフルネス瞑想を、日々の習慣としてとり入れながら、困ったときの対処法としても、活用してもらいたいと思います。10のステップを繰り返し読み、繰り返し実践しながら、瞑想を続けていってください。

column

マインドフルネスの教室に通いたい場合は？

この本を使うと、10ステップの瞑想をじっくりと進めていくことができ、それを終えたあとにも、各ステップを人生のさまざまな場面で活用することができます。10のステップを行ったりきたりしながら実践できるので、多少うまくいかないところがあっても、繰り返しチャレンジすることができるでしょう。そうして実践を続けていくなかで、慈悲とマインドフルネス瞑想が身についていくはずです。

ただ、本を読んでひとりで実践を続けていると、ふとしたことでその習慣が途切れてしまうこともあるかもしれません。例えば仕事の忙しい時期に、瞑想をする時間がなくなってしまい、そのまま瞑想の習慣が途切れてしまうという人もいます。

そのように習慣が途切れてしまいがちな人は、マインドフルネス瞑想の会に通って、指導者やほかの参加者と対話をしながら実践を続けていきたいと思うかもしれません。確かに、そのような機会を利用して仲間を得ると、仲間の存在が心の支えとなり、習慣が続きやすくなるということもあります。その場合には、教室への参加を検討するのもよいでしょう。

インターネットでマインドフルネス瞑想の会を探すと、都市部を中心として、さまざまな会の情報を見つけることができます。そのなかに近隣の会があれば、参加を検討してみてもよいと思います。

ただし、マインドフルネス瞑想には患者さん向けのもの、仏教関連のもの、ヨガと関連するものなど、さまざまなやり方があります。この本では私の実践している「慈悲とマインドフルネス瞑想」を紹介していますが、これは私が海外の研究などを参考にして、日本向けにアレンジしたトレーニング・プログラムです。この本とまったく同じ内容の実践を行っているところは、おそらくないでしょう。また、私は心理学者として、特定の状況にある方を対象にトレーニングを行っていて、一般向けのトレーニングは実施していません。

教室に通いたいという場合には、一般の教室のなかから自分に合うところを選び、その教室のやり方を体験しながら、広い意味で瞑想の習慣を身につけていくというふうに考えるのがよいでしょう。マインドフルネス瞑想にはさまざまなやり方があるので、この本の内容やその教室のやり方、そのほかのさまざまな情報を参考にしながら、自分に合う方法を探してみてください。

第4章

慈悲とマインドフルネス瞑想 うまくできなかったときのQ&A

慈悲とマインドフルネス瞑想のやり方は、
第3章まででですべて解説しました。ここまでの内容を
読んでいただければ、瞑想を十分に実践できると思います。
とはいえ、指導者につかず、ひとりで瞑想をしていると
「これで本当にいいのかな」などと感じて、
悩みや迷いが出ることもあるでしょう。
そんなときは、この第4章を読んでみてください。
瞑想の参加者からよく寄せられる質問と、その回答をまとめました。
瞑想をしていて困ったとき、
参考にしていただける内容です。

慈悲とマインドフルネス瞑想を実践するためのヒント

ここからはQ＆A形式で、慈悲とマインドフルネス瞑想を行う際にありがちな戸惑いへの回答をしていきます。瞑想をしていて悩みや迷いが生じたら、自分の気持ちに該当する項目を探して、答えを読んでみてください。そこから瞑想のヒントがつかめるかもしれません。

本を読んで瞑想をしても、悩みや迷いが生じる場合

本を読んで瞑想を実践すると、「本に書かれているようにうまくできない」と感じることがあるかもしれません。または、瞑想はできたものの、「本に書かれているような効果が出ない」と感じる人がいるかもしれません、まずは、そうした疑問からお答えしていきます。

Q1 本に書かれているように、うまくできません。どうしたらよいのでしょうか？

A1 大丈夫。あなたはきっともう、うまくできています。

慈悲とマインドフルネス瞑想には、じつは「うまさ」は必要ありません。うまくできていないと感じても、大丈夫です。どうぞそのまま続けてください。

なぜ「うまさ」が必要ないのか。それは、瞑想は実践すること自体に意味があり、一瞬一瞬の気づきに正解はないからです。「こう感じるべき状態」はなく、どう気づいてもよいのです。「うまく感じた」ということが、思考だと気づくのが瞑想です。

この本に書いたように、どんな状態であっても、そのことを慈しみの気持ちで受け入れる瞬間があればよいのです。本の通りに感じないからといって、気にすることはありません。あなたが感じたことをそのまま受け入れるのが、瞑想です。「幸せを願えない」とか「こんなことは意味がない」と感じたからといって、瞑想が失敗したわけではないのです。それはそれで、そう感じたことを気づけたという意味で、瞑想はうまくいっています。

私は瞑想の参加者から「こんなことを感じてしまうんですが」と相談されたら、「そうなんですね。それでいいんですよ」と答えています。瞑想の指導者は、参加者一人ひとりが感じたことをそのまま保障します。

どんなことを感じてもそれをありのままに受け入れて、また慈しみのフレーズを唱えてみてください。それだけでもう、瞑想はうまくできています。大丈夫です。

Q2 本に書かれているような効果が出ません。瞑想をやめたいのですが…

A2 「筋トレ」と同じです。目に見えて効果が出なくても、続けましょう。

私は、慈悲とマインドフルネス瞑想は筋力トレーニング、いわゆる「筋トレ」と同じようなものだと思っています。

誰しも筋肉をもっていますが、放っておくと衰えてきます。かといって、急に長時間トレーニングすると、筋肉痛になってしまいます。すぐに効果を得ようとしても失敗します。しかし、毎日続けていれば、いずれ筋力は強くなっていきます。あせらずに自分の身体をいたわりながら、筋トレをすることで、身体が健康的になってくるのです。

これと同じで、慈しみの気持ちやマインドフルネスを鍛えることはなかったのですから、少し実践したくらいでは、なんの変化も感じられないかもしれません。しかし毎日続けていると、いま現在の感覚に気づけるようになり、慈しみの気持ちが少しずつ深まっていきます。見た目にも表情が穏やかになり、内面的にも「余計なこだわりが減った」などと感じられるようになっていくでしょう。

毎日続けていたら、いったいどうなるのかと疑問に思われるかもしれません。筋トレの場合だと、身体の筋力がつくと、あなたが本来もっている力が十分に発揮されて、それまでよりも疲れにくくなるものです。瞑想の場合は、心の筋力がつくと、怒りや不安などに左右されることが減って、精神的に疲れにくくなります。それは小さな変化ですが、そんな些細なことを喜びながら、実践を続けてみてください。

Q3 10のステップは長く感じます。自分自身への瞑想だけではダメですか？

A3 十分です。自分がしたいと思う瞑想に取り組んでみてください。

自分自身への慈悲とマインドフルネス瞑想だけでも、実践することにはもちろん意味があります。ぜひ取り組んでください。

10のステップを長く感じるというのも、よくわかります。本を買って読んだときは、はりきって実践できても、それを何週間も続けていくとなると、なかなか難しいという人もいるかもしれません。自分にプレッシャーをかけずに、できる範囲で実践してください。

私がトレーニングを12週間行っていて、この本でも10のステップとして長い道のりを紹介しているのは、そうして継続的に取り組むことで、瞑想を習慣化させることができるからです。2〜3ヶ月ほど実践を続けていくと、瞑想をすることが日常生活のなかに組み込まれていきます。その段階で気分はずいぶんよくなっているわけですが、その後も自宅でくつろいでいるときや、悩みがあるときなどに、習慣として瞑想に取り組むことができます。

そんなふうに、瞑想を生活の一部にするためのコツとして、10のステップというコースを設定しました。無理に取り組む必要はありませんが、少しずつ慣れていっていただければうれしく思います。

集中できない、感覚がつかめないという場合

瞑想をしようと思っても、いつもの「なんとなく、考えごとをしている感じ」から意識を切り替えることができず、どうも瞑想にならないというケースも多いようです。

瞑想の参加者から、よく「集中のコツ」や「考えの切り替え方」、「感覚に気づく方法」などを聞かれます。そこで、瞑想の方法論がわからないという人へのアドバイスを紹介します。逆説的な助

言が多いのですが、発想を転換して、瞑想への取り組み方を見直すためのヒントとして、参考にしてみてください。

Q4 瞑想になかなか集中できません。なにかコツはありませんか？

A4 あります。「集中しよう」と思わないことです。

「瞑想に集中できない」「雑念ばかり浮かんできて、それで瞑想の時間が終わってしまう」というのも、よくある質問です。「考えごとをしてしまい、やさしい気持ちになれない」と言う人もいます。

そのような質問には、「瞑想にあまり期待しないでください」と答えています。

「集中できない」という人のなかには「集中して、無になりたい」「雑念を振り払って、やさしくなりたい」といった希望を強くもっている人がいます。

しかし、瞑想は希望を叶えるためのものではありません。瞑想をすることでよけいな思考や感情にとらわれなくなり、結果として希望が叶うことはありますが、それはあくまでも結果です。最初から「こうなりたい」と思って、結果を求めて瞑想をすると、期待や希望ばかりが浮かんできて、いま現在の感覚にはなかなか気づけなくなってしまいます。

「集中する」「雑念を振り払う」といった目標をつくらずに瞑想をすることを、おすすめします。がんばったり、成果を競う必要はありません。赤ん坊のように無邪気に楽しんでください。そうすると、さまざまな感覚をマインドフルに受け入れ、やさしい気持ちにもなれるものです。

また、「無」というイメージは、マインドフルネスとはちょっと違います。マインドフルネスは、いま現在の感覚に気づくことです。心は機能していて、無ではありません。なにも感じない状態ではなく、なんでも感じる状態です。マインドフルになったからといって、すべての悩みがなくなり、無になれるというわけではありません。悩みはあります。その後も生じてくるでしょう。ただ、その悩みを感じるだけで、とらわれなくなるということです。

冒頭に書いた通り、逆説的になってしまいますが、「無になりたい」と考えないほうが、その人の考えている「無」に近づけるのではないかと思います。

Q5 どうしても理屈っぽく考えてしまいます。切り替え方のコツは？

A5 理屈から意識を切り替えるための方法が、2つあります。

日頃、なにごとも理屈っぽく考えるタイプの人は、瞑想に取り組むときも「こうなって、次にこうなったから、結果としてこれが」などと、理論的に考え込んでしまうことがあるようです。瞑想の参加者から「これこれこういう経緯になりましたが、どこか間違っていますか？」と聞かれたことがあります。

瞑想に真剣に取り組んでいるのはとてもよいことだと思いますが、瞑想中はもっと自由に、生じてくる感覚を受け入れ、変化するのを楽しみましょう。

この本ではひとつの案内として、瞑想の手順を紹介していますが、瞑想の手順や流れに正解はありません。この本の通りに進まなくても、心配しないでください。

どうしても理屈っぽくなってしまうという場合には、対処法が2つあります。

ひとつは、それでもとにかく瞑想を続けること。12週間のプログラムを実施していると、最初は理屈っぽく考えていた人が、毎日実践を続けていると8週目くらいには、日常生活でイライラせずに、やさしく人に接しられるようになることがあります。手応えがなくても、瞑想を続けているうちに感じ方が変わっていく可能性があるのです。

もうひとつは、「慈しみをもった自分自身」をイメージすること。第3章でも説明しましたが、好きな人や恩人に対しては、理屈抜きにやさしさを感じるという人が多いものです。その人たちの幸せを願う「慈しみをもった自分自身」をイメージして、無条件の愛を感じることで、瞑想のヒントがつかめるという人もいます。

Q6 「いまこの瞬間の感覚」がわかりません。なにも感じないのですが…

A6 感覚の変化というのは、とても小さな、曖昧なものです。

瞑想の参加者から「感覚をうまく表現できない」「まったくなにも感じない」といった感想を聞くこともあります。

そういう人には、「感覚の変化というのは、そんなに大きなものではないんです」という話をしています。参加者のなかには「身体のどこかに明らかな変化が起こるのを待っていた」という人が、ときどきいるからです。なかには本に書いてある「身体に電流が走るような感覚」や「足がビリビリとしびれるような感覚」などを探していた、という人もいます。

瞑想では身体の感覚に気づきを向けて、瞬間瞬間の感覚の変化を感じるようにしていきますが、そのときに感じるのは多くの場合、小さな変化です。「少しじわっと感じた」「お腹がちょっと膨らんだ」という程度のことで、かまわないのです。

参加者のなかには、そういう些細な変化を感覚として認識していない人がいます。そこで「大きな変化ではないかもしれません」という話をして、なにか少しでも感じているということなら「それでいいんです。好奇心旺盛に探ってみましょう」と答えるようにしています。みなさんも、明らかな変化ではなく、曖昧な、「これがそうかな？」というくらいの小さな変化を、そのまま感じとるようにしてみてください。

特定のステップでつまずいてしまった場合

10のステップのうち、特定の段階でつまずいてしまって、そこから進めなくなった場合には、瞑想の解説をもう一度読んでみましょう。それで悩みが解決することもあります。

解説を読んで再度取り組んでも難しいという場合には、このあとにとりあげているヒントを参考にしてみてください。トレーニングでとくに相談の多いステップ５「自分自身」、ステップ８「嫌いな人」、ステップ10「生きとし生けるもの」へのアドバイスをまとめました。対象がなかなか思い浮かばないというときに役立つ内容です。

Q7 「自分自身への慈悲の瞑想」で、自分のよいところが見つかりません…

A7 「よいところ」の基準を見直してみませんか？

12週間のプログラムで自分自身への慈悲の瞑想に取り組むと、参加者から「どうしても自分にやさしくできない」という相談を受けることがあります。

話をよく聞いてみると、自信をすっかり失っていて、「自分の好きなところが思い出せない」ということだったりします。私が客観的に見るかぎりでは、よいところもたくさんある人なのですが、本人は眉間にしわを寄せ、涙を流して話すこともあります。本人にしかわからない、つらい思いがあるのだということが、伝わってきます。

そういう人には、「よいところ」「好きなところ」の基準を見直すことをおすすめしています。自信を失っている人は、「よいところを思い出して」と言われると、批判的な自分が自分を評価して、悪いイメージしか浮かばないことがあるからです。

自信のない人は自分に強く期待していて、その思いが叶わないために、自分自身を信じられなくなっているという場合があります。その場合、自分の「よいところ」を思い浮かべようとすると、「最高の自分」や「理想の自分」を探そうとしてしまい、その姿がどこにも見当たらず、絶望してしまうことがあるのです。

私はそういう苦悩を抱えている人には「誰かに少しだけ親切にできたこと」「誰かにありがとうと言ってもらえたこと」を思い出してもらったり、友人ならなんと言うかをイメージしてもらったりしています。そして「それはあなたのよいところですね」と声をかけます。そうすると、その人のなかで「よいところ」の基準が少しずつ変わっていきます。「人よりもすぐれているところ」や「自慢できるようなところ」を探そうとはしなくなり、自分のありのままの姿のなかから、「あの日、家族にやさしく声をかけられたことを思い出すと、心がじわっとあたたかくなる」というような部分に気づくようになっていくのです。

すぐに基準を変えるのは難しいかもしれませんが、「最高の自分じゃなくてもいいんだ」「このままの自分にも、必ずいいところはある」というふうに考えて、自分をいたわりながら、瞑想に取り組んでみてほしいと思います。

Q8 「嫌いな人への慈悲の瞑想」が難しいのですが、ヒントはありませんか？

A8 「嫌い」の程度を落としていって、無理なくできる相手を探しましょう。

トレーニングをしていると、「嫌いな人への慈悲の瞑想」に難しさを感じるという人をよく見かけます。その段階では質問というよりも、「嫌いな人には思いやりをもてない」「嫌だという気持ちが強すぎて、瞑想にならない」といった怒りや苛立ちの声が寄せられます。

嫌いな人への瞑想は、簡単ではありません。嫌な相手を思い浮かべるわけですから、当然、イライラしたり、嫌な記憶がよみがえったりして、意識を集中するのが難しくなります。最初から慈しみの気持ちをもって、瞑想に臨めるケースのほうが少ないでしょう。

怒りや悲しみが生じてきたら、やさしく迎え入れて、傷ついた自分自身にやさしい言葉をかけてあげてください。怒りや悲しみが消えて、自分にやさしい気持ちになれたら、同じように嫌いな人の苦しみもなくなりますようにと願えるかもしれません。

第3章にも少し書きましたが、嫌いな人への瞑想が難しい場合には「嫌い」というイメージから離れて、「ちょっと苦手」くらいの人を思い浮かべることをおすすめしています。

具体的には「苦手だけど、なにもかも嫌いなわけではなくて、よいところも少しはイメージできる」というような人がおすすめです。そのくらいの相手であれば、瞑想に取り組みやすくなります。

「ちょっと苦手」でも難しいという場合には、「基本的には好きなんだけど、苦手なところもある相手」で試してもらうこともあります。そういう相手は、思い浮かべてもそれほどイライラしません。さらに取り組みやすくなるでしょう。

そのように、「嫌い」から「苦手」、「苦手なところもある」という形で、無理なく実践できる段階を探っていくようにしてみてください。

Q9 「生きとし生けるもの」が具体的にイメージできない場合は？

A9 具体的な代表者を中心として、イメージを広げていきましょう。

「好きな人」「嫌いな人」のように、自分に関わる人を思い描くことはできて、瞑想も進むのに、「生きとし生けるもの」のような曖昧な対象になると、具体的にイメージできなくなるという人がいます。

トレーニングでは、「生きとし生けるものはどんなものでもよい」と話すのですが、人によっては「制約がないほうがイメージしにくい」という場合もあるようです。

その場合には、自然と頭に浮かんでくる代表的な人や、代表的な動物を具体的に思い浮かべてもらって、そのまわりに生き物が集まるところをイメージしてもらうようにしています。「代表的な人」の姿を手がかりにして、瞑想に取り組んでもらうのです。

代表者を思い浮かべる以外にも、思いつく特定の人を何名か思い浮かべてもらうということもあります。２つのグループへの瞑想と内容が似てしまいますが、まずはイメージしやすい対象を選んで、そこから少しずつ対象を拡大していくというのも、ひとつの方法です。イメージは毎回違っていても、瞑想中に変化しても大丈夫です。

慈悲とマインドフルネス瞑想に、失敗はありません

第４章では、瞑想に悩みや迷いが出てきたときのための助言をまとめました。トレーニングでよくとりあげる内容はすべて解説しましたが、ここにあげた助言を読んでも、悩みや迷いがまだ解消しないということも、あるかもしれません。

そのときはますます戸惑ってしまうかもしれませんが、これまでに解説した通り、慈悲とマインドフルネス瞑想には成功や失敗はないということを思い出してみてください。どんなことを感じても、どんな結果になっても、瞑想をすること自体が大切です。

悩みがあり、迷いがあっても、それを受け入れながら瞑想を続けていくことで、見えてくるものがあります。あなたが慈悲とマインドフルネス瞑想に取り組むことは、それ自体が素晴らしいことです。戸惑う自分自身にやさしい気持ちを向けながら、あきらめずにゆっくりと、瞑想を続けていってください。

おわりに

本書でご紹介した慈悲とマインドフルネス瞑想の実践はいかがだったでしょうか。じつは、マインドフルネス瞑想を実践するためにも、慈悲の瞑想を取り組んだほうがよいのです。そのため、両方をご紹介しています。2つの瞑想法は、実践内容もその効用も異なりますが、私は組み合わせたときに大きな効果が出ると考えています。

私は、恥や罪悪感に苦しむ人たちをなんとか助けてあげたいと思って研究を続けているときに、慈悲の瞑想に出会いました。自分自身で慈悲の瞑想を実践していると、マインドフルネスの実践だけでは得られなかった、安心感や一体感、自己受容を経験したのです。とくに、慈悲の瞑想によって「慈しみをもった自分自身」の存在に気づき、その立場で他者を慈しみ、ありのままの自分自身を受け入れることができたのは大きな喜びでした。そして、自分も嫌いな人も、すべての人たちの幸せを願ったとき、やさしさ、あたたかさ、愛情といったポジティブな感情を体験し、そこに不安や緊張、恥や罪悪感、怒りや嫉妬といったネガティブな感情が存在しないのに驚きました。そして、この瞑想法を多くの困っている人に届けたいと思っていました。こうしてみなさんに読んでいただくことができて、本当に幸せですし感謝しています。

慈悲の瞑想は、もともとは仏教に基づく瞑想法ですが、脳科学でも心理学でも盛んに研究が行われており、さまざまな効用が報告されています。私も日本やアメリカで実践研究を重ねているところですが、プログラムによって不安や抑うつの低減といったデータの変化だけでなく、多くの参加者がやさしい笑顔になってくるという体験をしています。私から個々の参加者へ、参加者同士、また参加者各々の周囲の方へと、慈しみの輪が広がっているのを感じます。ほかの心理療法にはない「慈しみのつながり」を感じているところです。

本書で紹介している瞑想法は、もともとは12週間に渡って徐々に慈しみの範囲を広げる形になっているものです。それを本書では、10のステップに分けて取り組んでいただくようにしましたが、取り組みやすいことが特徴と思っています。また、慈悲の瞑想に関して科学的な裏付けがあるプログラムでもあります。これを機に、多くの人にこの瞑想法に親しんでもらえたらと思っています。

あなたが、幸せでありますように。あなたが、この本で学んだことを活かせますように。

関西学院大学　有光　興記

■著者
有光 興記（ありみつ・こうき）
1971年兵庫県生まれ。関西学院大学文学部総合心理科学科教授。博士(心理学)、公認心理師。
実証に基づく臨床心理学を信条とし、様々な感情制御の問題に対する認知行動療法の効果を検討している。
近年は慈悲の瞑想とマインドフルネス瞑想が肯定的感情、否定的感情に及ぼす効果について研究を行っており、2014年にはボストン大学不安関連障害センターにて1年間、マインドフルネス瞑想の最新研究に従事。その知見を日本に持ち帰り、実践をさらに広げている。

やさしくなりたいあなたへ贈る
慈悲とマインドフルネス瞑想

令和2年3月26日　第1刷発行

著　者　有光 興記
発行者　東島俊一
発行所　株式会社 法 研
〒104-8104　東京都中央区銀座1-10-1
電話 03(3562)3611（代表）
https://www.sociohealth.co.jp

印刷・製本　研友社印刷株式会社

0103

ISBN 978 4 86513 663 0 C0077　定価はカバーに表示してあります。

乱丁本・落丁本は小社出版事業課あてにお送りください。

送料小社負担にてお取り替えいたします。